部队官兵常见皮肤病
防治知识手册

主 编　张力军　张高明　朱晓全

北京大学医学出版社

BUDUIGUANBING CHANGJIANPIFUBING FANG-ZHIZHISHISHOUCE

图书在版编目（CIP）数据

部队官兵常见皮肤病防治知识手册／张力军，张高明，朱晓全主编 . —北京：北京大学医学出版社，2017. 7

ISBN 978-7-5659-1630-4

Ⅰ. ①部…　Ⅱ. ①张…②张…③朱…　Ⅲ. ①军事医学–皮肤病–防治–手册　Ⅳ. ①R828. 5-62

中国版本图书馆 CIP 数据核字（2017）第 142639 号

部队官兵常见皮肤病防治知识手册

主　　编：张力军　张高明　朱晓全
出版发行：北京大学医学出版社
地　　址：（100191）北京市海淀区学院路 38 号 北京大学医学部院内
电　　话：发行部 010–82802230；图书邮购 010–82802495
网　　址：http：//www. pumpress. com. cn
E - mail：booksale@ bjmu. edu. cn
印　　刷：北京佳信达欣艺术印刷有限公司
经　　销：新华书店
责任编辑：王智敏　袁帅军　责任校对：金彤文　责任印制：李　啸
开　　本：880mm×1230mm　1/32　印张：6. 75　字数：167 千字
版　　次：2017 年 7 月第 1 版　　2017 年 7 月第 1 次印刷
书　　号：ISBN 978-7-5659-1630-4
定　　价：30. 00 元
版权所有，违者必究
（凡属质量问题请与本社发行部联系退换）

编者名单

主　审　王生成

主　编　张力军　张高明　朱晓全

副主编　单庆顺　王军　张小东　韩立存

编　者（按姓名汉语拼音排序）：

程　鹏　高建芳　郭　琳　韩立存

韩桐师　李英秋　潘玉焕　单庆顺

万　憬　王　浩　王　军　王睿恒

王晓红*　温学雅　夏　阳　杨　玲

张高明　张力军　张小东　周锡江

朱晓全

（*中国人民解放军 95801 部队卫生队）

编写单位：中国人民解放军空军航空医学研究所附属医院

主编简介

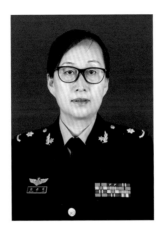

　　张力军，女，汉族，1965 年 2 月出生，医学博士。现任中国人民解放军空军航空医学研究所附属医院皮肤科主任，主任医师，第九届全军皮肤病学专业委员会委员、第七届北京中西医结合皮肤专委会委员、第四届中国银屑病防治研究教育专项基金会委员会副主任委员兼秘书长。工作以来一直从事皮肤性病研究及临床工作。擅长治疗银屑病、痤疮、荨麻疹、湿疹、自身免疫性疾病等疑难病及常见皮肤病。研究成果获军队科技进步二等奖 2 项。担任《银屑病患者必读》及《讲给银屑病患者的故事》两部专著的副主编；参与编写著作 5 部，发表论文数十篇。

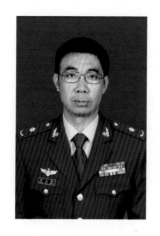

张高明，男，汉族，1966 年 10 月出生，临床医学学士。现任中国人民解放军空军航空医学研究所附属医院皮肤科副主任，副主任医师。工作初期在基层部队工作十年，熟悉基层部队医疗状况，后一直从事皮肤性病专业临床工作近二十年。对慢性荨麻疹、湿疹、痤疮、尖锐湿疣、梅毒、白癜风、银屑病等皮肤病、性病有丰富的临床诊治经验。参编《银屑病患者必读》《讲给银屑病患者的故事》《军事训练与皮肤病》《中老年常见病学》《空军部队全科医师手册》等，发表论文二十余篇。

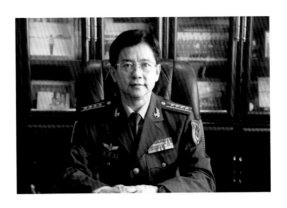

　　朱晓全，男，主任医师，现任中国人民解放军空军航空医学研究所附属医院院长，长期从事临床医学及航卫保障管理研究工作，曾先后担任空军第七届医学技术委员会医院管理专业委员会委员、空军第八届医学技术委员会医院管理专业委员会副主任委员、中国生物医学工程学会军事医学工程与装备研究分会委员、空军第十届医院管理学专业委员会委员等学术职务。参与完成军队科技多项重大科研任务。荣获国家科技进步二等奖 1 项、三等奖 4 项，发表学术论文 200 余篇，其中国家级核心期刊论文 50 余篇，担任主编的专著和教材共 6 部。

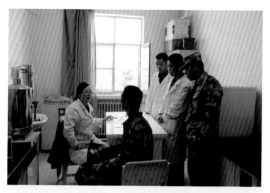

张力军主任下部队服务

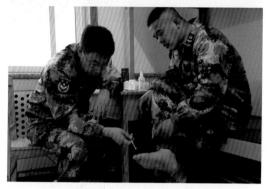

张高明主任送医到战士宿舍

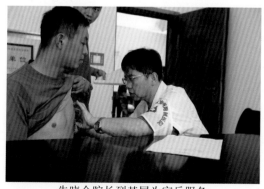

朱晓全院长到基层为官兵服务

序

部队官兵的身心健康直接影响部队战斗力。皮肤病是部队官兵的常见病和多发病，在一定程度上也影响着部队官兵的日常生活和训练。部队官兵皮肤病的防治和健康教育，既是部队官兵疾病防治的重要组成部分，也是军事医学与临床医学相结合的重要体现。皮肤科学的基本理论和临床应用在长期的部队卫勤保障实践中不断发展成熟，为部队的综合防病、治病发挥着重要的作用。

中国人民解放军空军航空医学研究所附属医院一直以为部队服务为主线，贴近基层，主动作为，为基层部队的医疗保障做了大量扎实的工作。为了让部队官兵的皮肤病防治工作更加方便、有效地实施，中国人民解放军空军航空医学研究所附属医院张力军、张高明、朱晓全三位专家和医院的同行们共同编写了《部队官兵常见皮肤病防治知识手册》一书，这是在军队改革强军大环境下凝心聚力、完成好主责主业的生动体现。

该书是以部队官兵常见的皮肤病为研究对象，以提高部队官兵身体健康为目的的防治知识手册，立足现实、着眼发展、面向部队、突出应用，是做好部队健康教育、科普宣传的有力工具。该书题材新颖、内容翔实、特色鲜明，充分体现了部队官兵皮肤病防治的重点和特色。既有丰富的理论知识，又有清晰明确的临床实践；既可指导部队医务人员使用，又可为部队官兵提供自我保健参考。该书具有较强的系统性、理论性和实践性，非常值得部队医务人员和部队官兵阅读。因此，我十分愿意向辛勤工作在第一线的部队医务人员和官兵推荐该书，供在自我保健和医疗中学习和参考。

中国人民解放军空军后勤部卫生局局长

郑巨军

2017 年 4 月

前　言

随着社会的发展以及生活水平的提高，人们对健康越来越重视，对皮肤美的需求也在不断提升。部队官兵日常训练强度大、作战任务艰巨、学习和生活环境较为艰苦，皮肤疾病比较常见。部队中比较容易罹患的皮肤疾病主要有：皮肤浅部真菌感染、痤疮、病毒感染性皮肤病等。一些皮肤疾病的治疗周期长，症状明显，在一定程度上会影响官兵的身心健康和部队的日常训练。本书的作者在基层部队医院工作多年，尤其是近年来深入基层部队巡诊医疗数十次，在工作中发现基层部队的皮肤病患者较多、基层部队医院卫生人员的皮肤专科知识比较缺乏、专科专病的健康宣教做得不够充分、药品种类有限等问题，导致基层部队官兵难以采取规范合理的皮肤病防治措施，以及皮肤病患者不能获得正确的诊治和积极的医疗后送。作为医务工作者，深感有责任做点事情，因而撰写本书，旨在提高基层部队军医的专科医疗水平以及增加基层部队官兵对皮肤健康的认识及皮肤病防治常识的了解，以提高部队官兵的战斗力。

本书共分四章。第一章主要讲当今官兵普遍关心的与皮肤相关的 15 个问题，深入浅出、通俗易懂；第二章介绍了皮肤的防护及皮肤病的预防，普及皮肤健康教育以及预防理念；第三章讲述了部队官兵在训练、作战、学习和生活的特殊条件下，如何做好皮肤病的预防；第四章介绍常见皮肤病防治，主要针对部队官兵中常见的 75 种皮肤疾病和有可能感染的 4 种性病进行了简单的描述，并配以百幅图片，方便基层军医学习和判断，并指导官兵规范治疗；同时，在每种疾病的最后都有小提示，便于抓住重点。

　　本书的读者对象主要是基层部队的医务人员。本书也可作为基层部队官兵健康宣传教育的参考用书。

张力军　张高明　朱晓全
2017.03

目　录

第一章

部队官兵关心的热点皮肤问题

一、色素痣：治疗还是观察

在每个人身上都可能有一个或者多个色素痣，且绝大多数色素痣终身存在，并无明显变化，但有的色素痣影响美观，甚至可能恶变。

（一）色素痣治疗的适应证

一般认为，遇到下列情况的色素痣，可考虑进行治疗。

1. 妨碍美观的色素痣　主要是指位于外露部位、颜色很深的色素痣。

2. 经常受到外界刺激的色素痣　如色素痣受到腰带、胸罩、衣领等衣物的摩擦。

3. 虽然隐藏在不易观察到的部位，但颜色特别黑的色素痣。

4. 表现不典型的色素痣　主要是指颜色特别黑，色素分布杂乱无章，边界不整齐，与正常皮肤分界不清楚，不对称，面积较大（≥5 mm）的色素痣。

5. 发育不典型的色素痣　色素痣大小不随身体正常发育缓慢增大，而是突然迅速增大，颜色也有明显变化。

（二）色素痣恶变的早期临床特征识别

1. 色素痣显著而迅速地扩大、增厚。

2. 色素痣颜色变深、发亮，周围发红。

3. 色素痣表面形成结痂，患处经常出血，发生破溃，附近淋巴结肿大。

4. 色素痣周围有卫星状，疼痛或奇痒等。

（三）色素痣治疗方法的选择

治疗色素痣常用的方法包括：手术切除术、化学腐蚀、激光、微波、冷冻等。如果色素痣发生于掌跖、腰围、腋窝、腹股沟、颈肩、生殖器、肛周等特殊部位或出现恶变时，主张通过手术将其完整切除；如果以美容为目的去痣，可酌情选择治疗方法，但要注意尽量减少瘢痕的形成。非上述两种目的者，建议不做治疗，可适时观察。

二、足臭的防治策略

（一）足臭的原因

足臭属于小汗腺臭汗症，是由于过多的汗液使角质软化、继发微生物的分解所引起，有时伴发细菌或真菌感染。

（二）处理方法

在防治上，要注意个人卫生，保持足部干燥，治疗伴发的真菌和细菌感染或用足粉吸湿祛臭；也可通过离子透入的方法抑汗除臭；中药外洗方：将明矾（30 g）、干姜（4～6 片）用水煎煮 30 分钟，待水温降至适宜温度后泡脚 15～30 分钟，连续使用 1 周；用橘子皮水泡脚也可治疗足臭。

三、头皮屑：病因分析与头部护理

头皮屑增多是一种皮肤状态异常的表现，可分为油性和干性两类。

（一）头皮屑的可能诱因

一般认为，头皮屑的可能诱因有：雄激素的作用、胃肠功能紊乱（如便秘）、维生素缺乏、精神紧张、营养过剩而运动不足、遗传因素、糠秕马拉色菌感染，以及不正确的头发和头皮护理等。近年来，越来越多的证据表明，糠秕马拉色菌感染与头皮屑增多有关。必需脂肪酸或生物素缺乏与儿童脂溢性皮炎有关，也可导致头皮屑的产生。另外，一些系统性疾病或皮肤疾病也可导致头皮屑增多。

（二）头皮屑的防治原则

1. 一般性防治　调节饮食，多食蔬菜、水果，限制多脂饮食，忌食刺激性食物；避免精神过度紧张；保持足够的睡眠等。

2. 系统用药　必要时可应用维生素、抗真菌药、维A酸等进行辅助治疗。

3. 局部治疗　以去脂、杀菌、止痒为原则。应特别重视以下几个方面：调节表皮细胞角化过程；保持皮肤水分；养护皮肤屏障功能；调节皮肤正常菌群；正确应用止痒剂；防止皮肤外伤，如搔抓、暴晒等。

（三）头发的护理

1. 正确选择和使用头梳　最好选用木质或骨质等材料的梳子。根据头发的疏密程度选择梳齿的间距，保持头梳的清洁。头发的梳理应在早晚各一次，梳理时动作应柔和，并可同时用手轻轻叩击头部。

2. 选择适合自己发质的洗发香波　洗发方式要正确：最好用软水，水温以40℃为宜；发质偏干者每周洗2次，油性发质者隔日洗1次；洗发次数在气温高时可适当增加，气温干燥寒冷时可适当减少。

3. 根据发质合理选择护发素，才能达到最佳的护发效果　护发方式要正确：用量宁少勿多；洗净头发后，涂抹护发素至发中、发梢，注意避开头皮，双手揉搓头发，留置2～3分钟后洗去。

4. 染发的注意事项　染发剂对头发和皮肤的影响主要是致敏作用和致毛发断裂。染发前最好做斑贴试验；不要在染发的同时进行烫发；尽量避免染发剂直接接触皮肤和其他部位，染发后应立即洗发。

四、痤疮治疗时应重视的几个问题

（一）痤疮的发病因素

1. 体质因素 阳热或湿热偏盛者易患痤疮，常见表现为口干、粪便干、舌质红、苔黄或黄腻。

2. 环境因素 环境污染，导致面部感染机会增多。

3. 饮食因素 长期嗜食辛辣、热性食物，如辣椒、花椒、大料、葱、姜、蒜、煎烤炸食品、酒精饮料等，导致积热内盛、阴虚内热或湿热内蕴。

4. 睡眠因素 长期失眠、睡眠不足、经常夜班等，均可导致阳热偏盛。

5. 皮肤养护因素 经常使用遮盖性的护肤品（如粉底霜等），堵塞毛孔。

（二）痤疮的预防

1. 保持面部清洁 从不清洁的环境回到家或长期在电脑前工作后，一定要洗脸，去除面部的污垢和油脂，并保持面部清洁，减少感染机会。

2. 少涂抹 不用遮盖性的护肤品（如粉底霜等），以保持毛孔的通畅。

3. 忌食麻辣刺激及热性食物 多吃水果、蔬菜，多饮水（每日 1500 ml 以上）。

4. 生活规律 不要熬夜，尽量保持良好的生活规律，保证睡眠在 6 小时以上。

5. 注意排便的通畅 养成良好的排便习惯。

6. 不要挤痘 避免炎症扩散导致炎性丘疹增大并形成明显的痘印和痘坑。

五、多汗症的原因及治疗

多汗症是由小汗腺分泌过多所致，表现为全身（泛发性多汗症）或局部（局限性多汗症）异常出汗过多。多汗症分为原发性多汗症和继发性多汗症。

（一）原发性多汗症

病因未明，最常发生的部位是手掌、腋窝和足底，偶有发生于头颈部、躯干部和小腿。发病年龄多为自幼开始，至青少年期加重并伴随终身。病情严重时不仅影响患者的工作、生活和学习，甚至还会使患者产生心理障碍，不敢正常社交。全身性多汗可能是一种异常的生理性反应，或者是某些疾病（如甲状腺功能亢进、糖尿病等）的一种表现。局部多汗可能是由于交感神经损伤或异常反应导致乙酰胆碱分泌增多，刺激小汗腺分泌过多的汗液。传统的治疗方法虽然很多，但往往难以奏效，其中包括收敛剂、止汗剂、镇静剂、催眠疗法、心理疗法、电离子透入法和针灸等。胸交感神经节或交感神经干切除术是目前治疗手部多汗症有效而持久的方法。

（二）继发性多汗症

继发性多汗症从发病原因上大致可分为三类。

1. 全身性疾病造成的多汗 如内分泌失调（甲状腺功能亢进、糖尿病、垂体功能亢进等）、神经系统疾病、部分感染性疾病（疟疾、结核等）和长期生病造成体质虚弱等，可导致继发性多汗症。只要这些全身性疾病得到控制，那么多汗的情况就可能得到解决。

2. 精神性出汗 由于高度紧张和情绪激动导致交感神经失调，因而大量出汗。可内服一些镇静药（如阿托品、溴丙胺太林、颠茄合剂等）具有暂时性的效果，但有口干等副作用。

3. 味觉性出汗 这属于另一种生理现象，如吃某些刺激

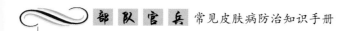

性的食物（辣椒、大蒜、生姜、可可粉、咖啡等）后引起的多汗，这种情况一般不必进行治疗，只需忌口。

六、鸡眼和胼胝的原因及正确处理方法

（一）鸡眼、胼胝的鉴别

部队官兵在训练中经常大量行走和跑步，足底容易形成鸡眼或胼胝。

鸡眼是由与皮肤长期摩擦和受压引起的圆锥形角质层增厚，有角质中心核，尖端深入皮内，基底露于外面。多见于青年人，好发于足底及足趾。患者站立或行走时，可压迫局部的感觉神经而引起剧烈的疼痛，致使走路艰难。有一种鸡眼称为软鸡眼，发生于趾间，受汗浸渍，呈灰白色浸软角层。

胼胝俗称"老茧"，是一种发生在手掌和足底的皮肤病，通常为蜡黄色、扁平或稍微隆起的局限性角质肥厚性斑块，质硬而稍透明，边界不清、中央较厚、边缘较薄。主要发病于中老年人和青年女性。发病原因有多种：长期的机械刺激，如鞋过小、过紧或质地过硬；足跖骨过于突出或是过于瘦薄，也容易磨出胼胝。该病发展缓慢，早期无症状，严重时伴有压痛。

二者有时合并存在。

（二）正确的治疗及处理方法

最常用的处理方法是外用水杨酸苯酚贴膏。但此为腐蚀性物质，使用前一定要注意将患处在热水中浸泡至软化发白，还要注意使用的药量要根据皮损大小确定，不要每次都使用足量。其他常用的治疗方式还有液氮冷冻治疗，痛苦轻、见效快。最好不要使用二氧化碳激光等物理治疗，因为这容易损伤深部皮肤，形成瘢痕。足底的瘢痕会导致长期的行走不适。

七、浅部真菌病治疗失败的原因分析

浅部真菌病，简称为癣，是由寄生于角蛋白组织的致病真

菌所引起的皮肤病，其致病菌可分为：皮肤癣菌和角层癣菌。

多项流行病学调查显示，部队官兵中的癣病（手足癣、甲癣、股癣等）高发，除了集体生活、训练期间卫生条件差的原因外，还可能与下面因素有关：

1. 真菌生活力极强 该菌为寄生或腐生，喜好潮湿温暖的环境，最适宜的生长温度为 25~26 ℃，在 pH 3.0~10.0 条件下皆可生长。该菌虽然对高温（45 ℃以上）抵抗力弱，但在 4 ℃以下的环境中却有很强的适应性；对紫外线、放射线等也有相当的抵抗力。从大气中、动植物的身体上、人类粪便中、地板上和土壤里等可检出致病真菌。总之，真菌生活能力极强，在自然界中几乎无处不在，因此人类感染真菌的可能性较高。

2. 致病真菌携带者是造成此类真菌流行和传播的主要原因 由于人们对癣的危害性认识还不够，未引起足够重视，患病后往往任其发展。以足癣而论，多数患者，病情不十分严重，仅微痒而已，故从不主动求医；某些患者即使有较明显症状，亦仍不积极医治，缘于患病日久，习以为常了；还有部分患者，虽经治疗而获痊愈，但因感染源没有得到控制，又无预防措施，所以往往再次复发。以上列举的三种患者都是致病真菌携带者，患者的致病真菌既可自身传染引发别处皮肤患病，也可通过多种途径向周围人群传播。

3. 致病真菌传播场所广泛，以致预防颇为困难 致病真菌可以通过公共物品广为传播，如拖鞋、浴盆、脚盆、毛巾、理发工具等。由此可见，公共场所必须有严格管理制度和消毒措施。

4. 机体自身抵抗力强弱对本病流行也有不容忽视的作用 虽然有人认为真菌传染性低，即便在趾间，如果局部不破伤，还是不易发病。但患有全身性疾病的患者，如糖尿病、恶性肿瘤等，以及长期因病而使用糖皮质激素、免疫抑制剂及抗生素

7

等药物的患者，往往其机体易感癣病，且顽固不愈。

八、脱发的病因分析和治疗

（一）分类

脱发的原因及类型很多，比较常见的类型有：

1. 男性型脱发 以前称之为"脂溢性脱发"，有遗传性倾向。"男性型脱发"一般是从前额或头顶开始，在整个过程中，原来健康、浓厚的头发伴随毛囊萎缩，发干开始变细、变短并且脆弱。这些毛囊只能长出纤细的、几乎看不见的毫毛，甚至整片毛发脱落。男性型脱发与皮脂分泌无关，其最恰当的名称应该是"雄激素性脱发"，表明了激素和基因的关系。

2. 斑秃 是一种很常见的脱发类型。斑秃常常出现在受到精神刺激之后，因此精神和心理因素很可能是诱发斑秃的重要原因。斑秃的临床表现是头发一块块地脱落，一般脱落区域呈钱币大小的圆形，光滑没有毛发。很多时候斑秃不用治疗也会在一年内自然恢复。在斑秃的恢复期头发再生时，新长出的头发往往又细又软，颜色很浅。经过一段时间后，发质才会变粗变硬，逐渐恢复正常。斑秃是可自愈的，但常可复发，病程可持续数月或更久。

3. 精神性脱发 精神紧张、忧郁、恐惧或严重失眠等均能致使神经功能紊乱，毛细血管持续处于收缩状态，毛囊得不到充足的血液供应，影响毛发的生长。精神因素还会严重地影响头发的生长周期，长时间的视觉疲劳、精神压力过重、精神过度紧张、急躁或忧虑情绪、熬夜等，均可导致头发生长周期缩短，出现脱发现象。

4. 内分泌失调性脱发 由于内分泌腺体功能异常造成体内激素失调而导致的脱发，称为内分泌失调性脱发。产后、更年期、口服避孕药等情况，在一定时期内会造成雌激素不足而脱发；甲状腺功能低下或者亢进、垂体功能减退、甲状旁腺功能减退、肾上腺肿瘤、肢端肥大症晚期等，均可导致头发的脱落。

5. 营养代谢性脱发　原因可能是：食糖或食盐过量、蛋白质缺乏、维生素缺乏、缺铁、缺锌、硒不足或过量等，以及某些代谢性疾病，如精氨基琥珀酸尿症、高胱氨酸尿症、遗传性乳清酸尿症、甲硫氨酸代谢紊乱等。

（二）治疗方法

1. 米诺地尔酊：外用，常见的浓度为 2% 及 5%，其中 2% 的浓度主要用于女性脂溢性脱发，5% 的浓度主要用于男性脂溢性脱发。

2. 非那雄胺：内服，每天 1 mg。

3. 植发技术。

（三）预防手段

保持良好的作息习惯，合理膳食，多做运动，保持心情舒畅，精神愉悦。若发病，则应及时就诊，采取必要的药物治疗。

九、变应原检测的意义和局限性

（一）变应原检测的物质种类

1. 食物过敏物　如蛋类、乳制品、鱼类，豆类。

2. 吸入性过敏物　如花粉、尘螨、真菌等。

3. 接触性过敏物　如化妆品、油漆等。

（二）变态反应性疾病的种类

1. 广义　包括由变态反应引起的各种疾病。

2. 狭义　常指由 IgE 介导的 I 型变态反应性疾病。

（三）变应原检测的目的

1. 明确变应原。

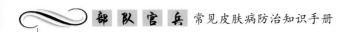

2. 排除变态反应性疾病中变应原的致病作用。

3. 指导患者采取相应的措施或手段避免接触、食入或吸入变应原，并可能在一定条件下尝试进行变应原特异性免疫疗法，即脱敏疗法。

（四）变应原检测的适应证

1. 与变应原或致敏物质的关系十分密切，如特应性皮炎、接触性皮炎、药疹，这类疾病通常需依靠变应原检测。

2. 变应原在某些条件下参与皮肤疾病的发生，但皮肤疾病并非都与变应原有关，如荨麻疹、血管性水肿、丘疹性荨麻疹、季节性接触性皮炎等的发作在多数情况下与常见变应原无关，但对这些患者也应做变应原检测，其目的是为了排除变应原的致病作用。

3. 从发病机制及病因学研究，通常非 IgE 介导，也与变应原关系不十分密切，如过敏性紫癜、变应性血管炎、多形红斑等，意义在于鉴别诊断。

（五）变应原检测的局限性

需要强调的是，确定患者变应原时必须谨慎，以免给患者带来精神和思想上的负担。目前我国有关变应原检测的方法和试剂种类比较多，不同方法、不同试剂的检测结果准确性可能不一致，存在不同程度的假阳性和假阴性，因此要努力避免仅凭单一检查项目就做出诊断和治疗方案的做法，只有将病史、体外试验和体内试验综合考虑后，才能得出正确的诊断，切不可盲目相信单纯的变应原检测结果。

十、如何合理外用糖皮质激素类药物

（一）外用糖皮质激素的不良反应

长期或者大面积使用激素，或者激素使用不当，均可能出现不良反应，主要包括局部不良反应和因药物吸收而引起的全身不良反应。

1. 局部不良反应　如激素性潮红、毛细血管扩张、色素异常、皮肤萎缩、光敏感、外用激素的成瘾性和依赖性、烧灼感或刺痛感等。

2. 全身不良反应　主要由药物经皮吸收所引起。主要包括：血糖升高、水钠潴留、生长抑制、免疫抑制、骨骼脱钙、股骨头无菌性坏死、原有皮肤病的反弹和加重等。

3. 引起局部不良反应的影响因素

（1）个体差异：与个体对激素的代谢差异有关。

（2）激素种类和剂型：使用含氟、氯等卤族元素的制剂不良反应发生率高。硬膏类制剂、添加促渗剂的制剂在封包治疗时吸收多，导致不良反应发生率高。

（3）患者年龄、性别等：不同年龄、不同性别、不同种族的人群对激素的吸收不同。

（4）使用部位：皮肤角质层薄的部位，如面部、会阴部皱褶部位，不良反应发生率高。

4. 易致不良反应发生的原因

（1）医源性因素：误诊误治、适应证把握不严、特殊部位选择的剂型不当、与患者交流不够、交代不清楚等。

（2）患者因素：不遵医嘱，药物用量过大、时间过长，药店售卖的非国药准字号的外用制剂的盲目使用，对不良反应的认识不足、某些化妆品美容制品中违法添加的激素，以及某些美容机构违规使用激素等。

（二）外用糖皮质激素治疗时应注意的问题

1. 严格掌握适应证和禁忌证

（1）适应证：①对以下皮肤病的疗效优良：神经性皮炎、湿疹、肛门瘙痒病、接触性皮炎、过敏性皮炎、虫咬皮炎等。②对以下皮肤病的疗效较好：斑秃进展期、瘢痕疙瘩、扁平苔藓、银屑病、结节性痒疹、白癜风进行期、皮肤淀粉样变性等。③对以下皮肤病的疗效不确切：玫瑰糠疹、环状红斑、慢性荨麻疹等。

（2）禁忌证：皮肤细菌感染是绝对禁忌证；皮肤癣病、疥疮、疱疹等是相对禁忌证，不宜采用。

2. 按照患者的年龄、性别，疾病情况、部位，药物的效果等确定使用的制剂品种。

（1）遵照医嘱，不可随意增加使用次数和用量。

（2）权衡疗效和安全性，尽量避免不良反应。

十一、物理治疗（冷冻、激光、微波治疗等）后的注意事项

1. 物理治疗后，要保持创面清洁、干燥，一周内不能沾水，每日涂抹抗生素药膏，以防感染。让结痂自然脱落，不能用手抓、撕或擦洗。

2. 物理治疗后局部组织出现疼痛（尤其是冷冻治疗后），在1～2天后可自行消失，必要时可以服用止痛药。

3. 物理治疗后局部组织出现肿胀、水疱、大疱，疱液过多时可用无菌注射器抽出或穿破，但不要撕掉水疱疱壁。更需注意组织疏松部位（如眼眶周围）或皮肤柔嫩处。

4. 如果一次治疗未愈，需要重复治疗，应待痂皮自行脱落后再进行下一次治疗。

5. 一般物理治疗后，皮损中央为色素脱失，周围为色素沉着。颜面部接受治疗后，尤其是脱痂后，应注意遮光防晒，避免加重局部色素沉着。

6. 如果治疗过深或者继发感染时，个别患者可出现延迟性水肿、渗出、血疱、出血、慢性溃疡、肥厚瘢痕、创面不愈合等，应在早期积极对症治疗。面部治疗时，尤其应当注意。

十二、口服维甲酸类药物的注意事项

维甲酸类药物在皮肤科应用广泛，适用于治疗严重的银屑病（其中包括红皮病型银屑病、脓疱型银屑病）、重度痤疮、角化性皮肤病等。但维甲酸类药物不良反应较常见，主要表现为：

1. 皮肤　瘙痒、感觉过敏、光过敏、红斑、干燥、鳞屑、甲沟炎等。

2. 黏膜　唇炎、鼻炎、口干等。

3. 眼　眼干燥、结膜炎等。

4. 肌肉骨骼　肌痛、背痛、关节痛、骨增生等。

5. 神经系统　头痛、步态异常、颅内压升高、耳鸣、耳痛等。

6. 其他　疲劳、厌食、食欲改变、恶心、腹痛等。

7. 实验室检查异常　可见谷草转氨酶、谷丙转氨酶、碱性磷酸酶、三酰甘油（甘油三酯）、胆红素、尿酸、网织红细胞等短暂性轻度升高；也可见高密度脂蛋白、白细胞及磷、钾等电解质减少。若停止用药，上述改变可恢复。

所以，在临床使用时，要注意以下事项：

1. 育龄妇女在开始治疗前 2 周内，必须进行血液或尿液妊娠试验，确认妊娠试验为阴性后，在下次正常月经周期的第 2 天或第 3 天开始治疗。在开始治疗前、治疗期间和停止治疗后至少 2 年内，必须使用有效的避孕方法。治疗期间，应定期进行妊娠试验，如妊娠试验为阳性，应立即与医生联系，共同讨论治疗对胎儿的危险性及是否继续妊娠等。

2. 在用药治疗期间或治疗后 2 个月内，应避免饮用含酒精的饮料，并忌酒。

3. 在服用该类药物前和治疗期间，应定期检查肝功能。若出现肝功能异常，应每周检查肝功能是否恶化。若肝功能未

13

恢复正常或进一步恶化，必须停止治疗，并继续监测肝功能至少3个月。

4. 对有脂代谢障碍、糖尿病、肥胖症、酒精中毒的高危患者和长期服用该类药物的患者，必须定期检查血清胆固醇和甘油三酯。

5. 对长期服用该类药物的患者，应定期检查有无骨异常。

6. 正在服用维甲酸类药物治疗及停药后2年内，患者不得献血。

切记：本品有生殖毒性，孕妇和哺乳期妇女禁用。

十三、光线性皮肤病成因及预防对策

光线性皮肤病是部队官兵作战训练期间常见的皮肤问题，尤其是在海上和高原作战训练期间，此病更呈高发态势。

光线性皮肤病产生原因主要包括光毒性反应和光变态性反应。

光毒性反应是一种非免疫性反应，任何人都能罹患。受强烈日光暴晒的局部皮肤，短时间内会产生红斑、水肿、水疱等皮损；长期反复受强阳光中波紫外线的照射，可导致皮肤皱褶、松弛、表面干燥、粗糙或萎缩，发生色素沉着或减退。

光变态性反应是一种免疫性反应。人体中只要有少量的光感物质，经紫外线照射即会发生反应。致病光谱主要是长波紫外线，甚至可移行到波长在 400 nm 以上的可见光，也可为中波紫外线。光变态反应的临床特点是只发生于少数过敏体质的人，而且当首次接触光感物质和被日光辐射后，不会在短时间内发生炎症反应，而存在一定的致敏期，一般需 1 ~ 2 天或更久才能发生反应。皮损开始时出现在照光部位的皮肤，以后可扩展到未被照光的皮肤。皮损表现为红肿、风团或丘疹、水疱。

预防光变态性反应需要注意以下几点：

1. 尽量避光 尤其要避免上午 10 时到下午 3 时的日晒，这样可减少大部分中波紫外线的辐射。较长时间暴露于日光下时，尽量穿长衣长裤，戴遮阳帽或打遮阳伞，骑自行车者戴手套。

2. 外出涂防晒霜 即使有遮阳伞或遮阳帽，也要涂用防晒霜，防止地面、水面的光反射到暴露的皮肤上。

3. 不食、少食或不接触已知的光敏性物质。

4. 经常进行户外活动 但要选择在上午 9 时前和下午 4 时后，小剂量地接受光照可逐步提高机体对紫外线的耐受力。

十四、美容护肤：认识误区与医学指导

（一）美容护肤中存在的误区

1. 缺乏皮肤生物学的基本常识，不加选择地试用各种美容方法和美容产品。

2. 只把精力放在接受外部美容的方法上，不注意饮食、睡眠、营养以及精神心理因素等机体内部调节因素的作用。

3. 护肤品使用方法不正确。

4. 把药品作为美容护肤品。

（二）美容护肤的基本要点

1. 清洁 在清洁皮肤的时候，须注意两个主要问题：水温的掌握和清洁剂的应用。水温应以舒适为度，一般是 35 ～ 38℃，接近体温为佳。水质以软水最好，洁肤的次数早晚各一次即可。外出归来最好立即洁肤、护肤，睡前一定要洁肤。清洁剂的选择应根据皮肤的性质和季节变化来决定，不要过度使用洗面奶；因洗面奶在皮肤表面形成脂膜而影响皮肤呼吸功能，所以宜白天使用，晚上最好不用。

2. 保湿 皮肤角质层的水合状态对皮肤保持光滑、柔软

和润泽至关重要。皮肤含水量<10%就会出现干燥、粗糙。怎样保湿？主要是确保皮肤中水分进出的平衡。首先，应多饮水，多食水果、蔬菜和富含蛋白质的食品，经常按摩面部皮肤，适当使用保湿面膜。其次是合理使用皮肤柔润剂和保湿剂，调节环境温度和湿度等方法防止皮肤水分的丢失。在使用保湿剂时，应根据皮肤类型来选择，并在洗浴后迅速使用。

3. 防晒 防晒是指防止紫外线对皮肤所造成的损伤或光毒性作用，以及常伴存的光敏性反应。怎样防止过度暴晒？

（1）要有限度地暴露于紫外线，尽量避免上午9：00至下午3：00的太阳光直射皮肤。

（2）一年四季都要防晒，3月至9月末时，更要重视防晒。

（3）不仅要防直射光，还要防反射光。

（4）避免故意晒黑行为。

（5）当准备进行长时间户外训练时，应当采取防护措施。

4. 抗衰老 一般将衰老分为生理性衰老和病理性衰老。前者可以延缓，后者可以避免。延缓衰老的对策有：

（1）尽量避免加快衰老的因素，如环境污染、日光照射、心身过劳、过食辛辣、吸烟等。

（2）遵循皮肤的生物学性质，正确的养护皮肤。

（3）晒伤是皮肤过度老化的重要原因，从年轻时起应力求避免晒伤。

（4）保持充足的营养和睡眠。

（5）维持肝的健康。

（6）尽量保持"心境"的青春。

（7）尽量回避空气污染、噪声、烟尘等环境危害。

十五、延缓皮肤衰老：重点要防治皮肤光老化

皮肤老化是机体衰老的一部分，机体的衰老在皮肤上表现得最清楚、最容易被识别。

（一）皮肤衰老的表现

1. 皱纹：皱纹不仅标志着面部的衰老，还显示老化的情况和程度。被认为是皮肤老化最初的表现。

2. 皮肤松弛、缺乏弹性。

3. 皮肤表面光滑度改变：干燥、粗糙或脱屑，敏感性及脆性增加。

4. 皮肤萎缩、变薄。

5. 毛发、皮肤颜色改变。

6. 出现各种老年斑。

7. 出现癌前病变或癌变。

（二）皮肤老化的分类

1. 皮肤的自然老化 又称生理性老化，是由遗传因素及不可抗因素（如重力、机体内分泌及免疫功能随机体衰老的改变）引起的。

2. 皮肤的外源性衰老 又称病理性衰老，是由于营养条件、环境因素等加速和促进衰老现象的出现所导致的。由丁在外源性因素中，紫外线的作用是最主要，也是最突出的，所以又称光老化。

（三）皮肤衰老的防治

皮肤老化虽不可抗拒，但可以减轻或延缓。增加细胞的增殖代谢能力、重建细胞外基质、加强对紫外线的防护、抗氧化治疗、保证营养、确保睡眠、适当的运动、正确的皮肤护理、改善皮肤微循环、外用药物补充细胞营养素、避免细胞损害的因素等等，都有利于延缓皮肤老化的进程。

1. 保证基本营养，适度控制脂肪　不宜进食辛辣食品、浓茶、咖啡等促进衰老的物品。

2. 睡眠　建议每晚于 22 时至次日凌晨 4 时应保证处于睡眠状态；睡眠总时间以 7～8 小时为宜，睡前清洁皮肤。毫不过分地说：尚无优于睡眠的增进美容的方法。

3. 保持良好心态。

4. 尽量防护环境对皮肤的危害。

5. 遵循皮肤的生物学性质，正确养护皮肤　保湿非常重要，要使用含有透明质酸的新型保湿剂。

6. 防止光老化　防晒是四季工程，要从儿童期开始，以物理防晒最容易。

7. 抗氧化治疗　外用药物包括以脂质体为载体的超氧化物歧化酶（SOD）或 SOD 加糖皮质激素或黄芩、银杏、甘草等；维生素 A/E/C 和褪黑素等也有抗氧化作用。

第二章
皮肤的防护与皮肤病预防

积极做好皮肤的防护，对减少、减轻某些皮肤病具有很重要的意义。皮肤病的发病与环境因素和个人卫生防护等因素密切相关。让部队官兵从个人防护、卫生习惯、饮食、睡眠及心理卫生等各个方面多了解一些皮肤的正确防护知识，有利于科学预防和管理皮肤病，将会有效减少皮肤病发生，减轻皮肤病引发的瘙痒、疼痛等痛苦，保持身体健康状况和提高战斗力。皮肤的防护需要有整体的观念，应根据皮肤疾病的病因、流行规律、病程特点及预后的不同情况而采取相应的预防措施。本章将针对在皮肤的防护及皮肤病的预防工作中必须重视的几个环节和应该遵循的一般原则进行介绍。

一、保持皮肤的清洁与健康

保持皮肤清洁卫生对预防疾病的发生具有重要意义。最好经常用温水洗涤或沐浴皮肤褶皱部位（如腋下、肛周、会阴部、指趾间），尤其在夏季出汗过多或皮肤上尘埃、污垢附着过多时，更应注意局部的清洁卫生。汗液分泌虽可散发热量、柔化表皮角质层、帮助体内废物的排泄，但多汗或污秽的皮肤则易于细菌或真菌繁殖而诱发皮肤病，如痱子、脓疱疮、浅部真菌感染等。因此，除常用清水洗涤外，还可涂抹细腻的粉剂，如滑石粉、爽身粉等，以保持皮肤干燥。洗澡也要讲究科学方法。一般说来，在春、秋季，一周洗 2~3 次为宜；在夏季，条件许可的情况下，每天洗 1 次为好；冬季出汗少，气候干燥时要适当减少洗澡次数。水温不宜过高；干性皮肤者在洗浴之后，可适当外用润肤的药膏。患有湿疹等皮肤病时，要注意不宜洗澡过多，水温过高、外用肥皂和浴液等都会引起皮肤血管充血，加重原有皮肤病。面部痤疮时出油多，应该用去油的洗面奶或去油的香皂。手足多汗时，还可用 3% ~ 10% 的甲醛溶液来清洁皮肤（硬化组织和止汗作用）。

皮肤排泄皮脂是皮肤的生理功能之一。皮脂可滋润皮肤，皮肤表面游离脂肪酸有抑菌作用，但过多的皮脂排泄常可诱发脂溢性皮炎、酒渣鼻、痤疮等一些皮肤病的发生。故对皮脂分泌旺盛者，应该常采用中性肥皂和温水洗涤皮肤，以减少覆盖皮肤表面的皮脂。反之，对皮肤干燥少脂者，则不宜多用肥皂，特别是碱性大的洗衣肥皂或洗衣粉。在寒冷及干燥季节里，宜常用润肤霜或油膏涂搽皮肤，以保持皮肤的柔软和弹性，并减少皮肤干燥和皲裂。

头发可以保护皮肤免受外界刺激，并利于外表美观，但应定期清洗头发，以保持其清洁卫生。多头皮屑者宜用温水及中性肥皂清洗；头发干燥者洗头次数不宜过多，可用多脂皂清洗，并待晾干后涂抹一些植物油或润发剂。此外，应经常修剪指甲，并经常清除甲前缘下的垢积物。

二、有效防护紫外线的损伤

部队官兵在高原驻训、海上训练或夏日户外训练期间，都不可避免地长时间接触大量紫外线。人体接受适当的日光照射很有必要，因为适当的日照可以改善皮肤的血液循环，加强组织的新陈代谢，并能促使维生素 D 形成，刺激皮脂排泄和汗液分泌，有助于防止皮肤干燥和增强皮肤的抗病能力。但过度的照射，则容易造成日光性皮炎、日晒伤等。

高原地区具有日晒时间长、紫外线辐射强、风沙大、昼夜温差大、季节转变快等自然特点。因此，应该循序渐进地增加户外训练，增强皮肤对日晒的耐受性。对于日光高度敏感者或患有光感性皮肤病（如光化性皮炎等）者，则应避免日晒，外出执勤训练时要采取一定的防光措施，如穿长袖衣服和长裤等，或者于皮肤暴露部位涂擦防晒剂（5%～10%对氨基苯甲酸、5%二氧化钛等），以防止光化性皮炎的发生。

光化性皮炎容易发生在特殊体质的人群中。有些人在进食了某些食物（如灰菜或泥螺）后，在受日光照射后出现手背、面部曝光部位红肿。有些人在服用四环素、磺胺药、补骨脂等药物，被光线照射后也会引起皮炎。因此这类有特殊过敏体质的人应该避免食用或服用上述食物或药物。

三、科学选择饮食，控制烟酒

合理平衡的膳食对于维护身体健康和防治皮肤病都十分关键。人体必需的营养素主要有六种：蛋白质、脂类、糖类（碳水化合物）、微量元素、维生素和水。每种食物中都含有多种营养素，人们通过饮食摄入营养素以维持正常的生理功能。通过合理饮食，保证良好的营养结构，维持机体内基本营养素的合适比例，以此为原则，指导调配的饮食称为平衡膳食。

（一）有利于皮肤健康的食物

皮肤是"人体的长城"，也是"人体的镜子"。皮肤能保护内脏器官，还能反映健康状况。我们在生活中可以看到，营养合理、身体健康的人，皮肤富有光泽、弹性，看上去容光焕发；相反，营养不足或不当，则肤色灰暗，甚至容易患上某种皮肤病。因此，均衡的膳食，不仅对身体健康有益，对美容、防止皮肤病发生的功效也不容小觑。

那么如何合理选择饮食，让我们拥有健康的皮肤呢？

1. 应多摄入足量的维生素　①维生素 A 是脂溶性的，能在体内贮存，增强人体的免疫力，修复表皮组织，对皮肤和黏膜有再生作用；维生素 A 也是抗氧化剂，能延缓表皮组织的衰老。天然维生素 A 主要来源于鱼肝油、蛋黄、奶油、鱼类。胡萝卜素主要来源于西红柿、胡萝卜、柑橘和南瓜，在体内可转变为维生素 A。②维生素 B_2 及 B_6，水溶性，可参与蛋白质代谢，以及促进脂肪代谢，平复暗疮；绿叶蔬菜、豆类、蛋黄、燕麦、海带、核桃、香菇和鱼类都含有较高成分。③维生素 C，水溶性，能有效抑制黑素细胞的形成，有美白效果；富含维生素 C 的食物有芹菜、黄瓜、白菜、油菜、番茄、冬瓜、白菜等，在动物的肝、肾中也含有较多的维生素 C。④维生素 E 也是脂溶性的抗氧化剂，能促进血液循环，预防肌肤衰老，保持青春活力，并有美容作用；可从全麦面包、核果、糙米、玉米、燕麦片、大豆、牛奶、蛋类、番薯等食物中摄取。

2. 应多摄入粗纤维 粗纤维能促进胃肠蠕动，加快代谢，有清热、泻火、通便、排毒作用，并使体内多余的油脂排出体外，有减肥效果。富含粗纤维的食品有全麦面包、燕麦片、大豆、菠菜、芹菜、韭菜、南瓜、笋等。

3. 应适当摄入含锌丰富的食物 锌可增加皮肤的抵抗力，紧致皮肤，减少皱褶，还可防治青春痘及痤疮。含锌的食品很多，如小麦胚芽、玉米、扁豆、黄豆、蘑菇、洋葱、番茄、坚果、红葡萄、牛羊肉、动物肝、海鲜、乳制品、蛋类等。

（二）皮肤病的忌口问题

患皮肤病的人比较关注"忌口"的问题。中医所说的"发物"，用现代变态反应理论来说，往往是一些比较容易致敏或机体不耐受的食物。按食物来源分类如下：

1. 食用菌类 主要有蘑菇、香菇等，过食这类食物易致动风生阳，触发肝阳头痛、肝风眩晕等宿疾，此外，还易诱发或加重皮肤疮疡肿毒。

2. 海腥类 主要有带鱼、黄鱼、鲳鱼、蚌肉、虾、螃蟹等水产品，这类食品大多咸寒而腥，对于体质过敏者，易诱发过敏性疾病发作如哮喘、荨麻疹症，同时，也易催发疮疡肿毒等皮肤疾病。

3. 蔬菜类 主要有竹笋、芥菜、南瓜、菠菜等，这类食物易诱发皮肤疮疡肿毒。

4. 果品类 主要有桃子、杏等，前人曾指出，多食桃易生热、发痛、疮、疽、疖、虫痔诸患，多食杏易生痈疖，伤筋骨。

5. 禽畜类 主要有鸡头、猪头肉、鹅肉、鸡翅、鸡爪等，这类食物主动而性升浮，食之易动风升阳，触发肝阳头痛、肝风脑晕等宿疾，此外，还易诱发或加重皮肤疮疡肿毒。也不宜多吃鸡蛋，尤其是肝炎、过敏、高血脂、高热、肾病、腹泻患者。

此外，属于发物的还有獐肉、腐乳、酒酿及葱、蒜、韭菜等。

上述是一些常见易引起过敏或机体不耐受的物质，但对于皮肤病患者，不能盲目忌口，否则会适得其反。对于湿疹和急性荨麻疹患者，应在食物排除法或变应原检测的基础上，找出过敏性食物，加以避免，做到有的放矢，减少皮肤病的复发。而对于银屑病患者，则不宜过于强调忌口，应因人而异。除了食物品种因素外，过敏还与食物的数量、食物之间的综合作用有关。另外，患者的过敏遗传体质不易改变，但反应状态是可以调控的；患者的健康状况、精神状态、睡眠情况等均可对过敏反应的轻重缓急产生一定的影响。这提醒我们，要辨证和客观地认识皮肤病忌口的问题。

（三）皮肤症状与食物选择的多与少

饮食是摄取营养维持机体生命活动的必要条件，维持皮肤各种生命活动同样需要各种营养物质。饮食不当是一些皮肤病发生或加重的原因之一，如痤疮、湿疹、脂溢性皮炎、银屑病等。

患有毛囊炎、疖肿、痈、脓疱疮等感染性皮肤病患者，应避免进食刺激性食物，如咖啡、浓茶、白酒等；应少食油腻、甜食、辛辣食物，多食芹菜等多纤维食物，保持大便通畅。

接触性皮炎、湿疹、荨麻疹等过敏性皮肤病患者应少食海鲜、牛羊肉、牛奶、竹笋、韭菜、蘑菇等"发物"。多食性味清淡的新鲜蔬菜和水果，如丝瓜、黄瓜、苦瓜、胡萝卜、芹菜、绿豆、柚子、梨等。

银屑病患者应多食富含维生素C、维生素E及维生素A的食品。如新鲜绿叶蔬菜、胡萝卜、番茄、瘦肉和各种水果，少食辛辣、鱼虾、羊肉、狗肉等"发物"及烟酒类。

对因维生素缺乏所致的皮肤病（如癞皮病）患者应给予高维生素、高蛋白质饮食，以加速疾病的痊愈。

白癜风患者则应多食含有叶酸、微量元素的食物，以及含有铜、铁的食物，如芝麻、花生、无花果、黑豆等。

在日常生活中，巧选食物，可以改善皮肤症状。

皮肤干而粗糙者应选择富含维生素A的食物，它可促进皮肤代谢，保证上皮细胞的完整与健全，而使肤质柔软、光洁、富于弹性。因此，皮肤干而粗糙者宜多吃富含维生素A的食品，如猪肝、胡萝卜、杏仁、南瓜、鸡蛋、橘柑等。

油性皮肤者的三餐应以清淡为宜，主食中应常用粗粮取代细粮，辅食可选用豆类、萝卜、黄瓜、白菜、芹菜、海带、紫菜等碱性食物。少吃高脂高糖类食品，如肥肉、奶油、花生、甜食、糖果等。

痤疮，俗称青春痘，主要是由皮脂分泌过多、排出不畅、受细菌侵蚀、阻塞毛孔所致。此类患者应多食用富含维生素 B_1 和维生素 B_6 的食物，如果蔬、粗粮、糙米等。

毛周角化俗称"鸡皮"或"沙皮"。患者可通过多吃富含维生素A的食物获得改善，如动物肝、奶油、牛奶、奶酪等。多摄入富含维生素C的食物，对这种皮肤病的改善也有帮助。

黄褐斑患者应多食用富含维生素 C 和维生素 E 的食物，如草莓、柑橘、西瓜、番茄等。

（四）过度饮酒与吸烟对皮肤的危害

饮酒习惯是我国男性人群中的一种高度流行的日常生活行为。虽然近年来，我国健康教育及卫生宣传已经使大多数人了解了酗酒的危害，但生活传统和社会交往行为却极大地促进了这些行为的建立和维持。调查显示我国军队人群饮酒行为也较普遍。酗酒不但可以引发慢性疾病问题，增加部队的医疗负担，还会导致其他健康问题，如酗酒与危险性行为的关联。研究发现，饮酒会诱发或加重下列皮肤疾病：

1. 酒渣鼻　酒渣鼻为慢性皮肤病，典型特征是面中部易于潮红，持续红斑和毛细血管扩张，之后可发展为丘疹、脓疱、鼻赘。潮红的机制是复杂的，已知有一些潮红促发因子，包括情绪激动、热饮、调味品、酒精等。连续饮酒可加速酒渣鼻的进程。

2. 痤疮　痤疮患者的毛囊有不正常的角化过度，而丙酸痤疮杆菌的感染则是脓疱的主要起因。饮酒会加重痤疮，皮肤感染包括毛囊炎在重度酗酒中最常见。嗜酒者中痤疮占 1% ~ 26%，其可能的机制是免疫功能失调。另外，细菌和酵母菌均有乙醇脱氢酶活性，过度饮酒时能使这些微生物产生反应性和有毒性的乙醛。还应引起注意的是，饮酒会对药物治疗的效果产生抵抗。

3. 皮炎　特应性皮炎、湿疹、单纯苔藓及脂溢性皮炎等患者，在饮酒后都会出现不同程度的病情加重，湿疹患者中嗜酒者有脂质代谢异常，尤其是溶血卵磷脂膜浓度增加，后者有膜毒性，可能是加重湿疹皮炎的因素。还有一些酒精依赖性患者常诉皮肤瘙痒，可能的原因是酒精对免疫神经系统产生影响所致。

4. 银屑病　多数银屑病患者饮酒后可引起或加重病情，尤其是在饮大量烈性酒或黄酒后，皮损在几天内会迅速增多。病情加重的原因可能是酒精和其主要代谢产物乙醛可直接扩张血管，影响皮肤血管的通透性。酒精还可通过神经、体液等影响神经递质的功能，使表皮中的环腺苷酸含量降低，导致角质形成细胞增殖。饮酒过量能使血浆皮质醇、肾素、醛固酮及加压素等激素量增高，使肾上腺素能神经元活性增强，血压升高，并能增强血小板聚集性，激活凝血系统而促使血栓形成，导致微循环障碍，加重病情。

除了上述影响外，饮酒还会降低治疗药物的药性，因此饮酒患者的治疗效果要比不饮酒患者差得多。为此，我们提倡已有饮酒嗜好的皮肤病患者不宜过量饮酒，更不能酗酒，以免加重病情。

吸烟可以说是一个全球性的问题，吸烟对健康有很多危害，香烟释放出的烟雾中有 4000 多种化学物质，其中包括一氧化碳、焦油、尼古丁等有害物质和苯并芘等 43 种致癌物质。吸烟对人体各个系统均有损害。虽然皮肤病是一个多因素疾病，但吸烟是一个极为常见的环境因素。吸烟是通过代谢、血液和内分泌等方面对皮肤病产生影响的。吸烟在一些皮肤病中即使不是病因，也很可能作为发病的因素或协同因素。

1. 感染性皮肤病　有报告吸烟者末梢血中白细胞总数增多，嗜酸性粒细胞增多，血清 IgE 浓度升高；单核细胞数增多，但对细胞内念珠菌的杀伤能力减弱。吸烟者变应性皮肤反应性降低和对吸入抗原的免疫反应减弱。皮肤免疫性减弱，往往会出现感染性皮肤病，如疖肿、毛囊炎等发病增多，治疗时间延长。

2. 银屑病　吸烟能导致银屑病加重。在银屑病患者中吸烟者比例要明显高于正常人，并且每天的吸烟量与银屑病发病的危险度呈正相关，在每天吸烟量较大的人群中，银屑病的发病率也高。吸烟可以使中性多核细胞在功能和形状上都发生改变。在银屑病的发病机制中，微循环的异常、白细胞的趋化和活化、感染诱导皮疹发生和加重等是银屑病发生、发展的重要环节。吸烟刺激中性粒细胞活化后产生过氧化酶，可参与银屑病皮损的炎症发生，从而导致皮损的发生和加重，在银屑病发病中起重要作用。

3. 皮肤老化　国外有研究者观察门诊患者，发现吸烟者（指一周内吸烟 10 支以上，持续 10 年以上者）的特殊面容为：眼角和上下唇的放射状皱纹；面容显憔悴，骨骼轮廓显露，皮肤硬化；皮肤肤质暗灰，多血质或紫色面容。这些变化可能是由吸烟减少了皮肤微循环的血流量所致。

4. 湿疹　吸烟会加重湿疹，特别是掌跖部湿疹。其原因可能是吸烟间接地通过多个不明因素作用于皮肤炎症反应的过程，引起白细胞趋化因子的释放，因而促使病变部位病情加重。

5. 唇及口腔癌　吸烟可以引起唇和口腔癌，口腔癌的发生部位包括舌、唾液腺和口腔黏膜。戒烟后口腔癌的危险性可降低，戒烟 3～5 年后，口腔癌的危险性降低 50%。此外，吸烟和饮酒对口腔癌的发生有协同作用。

由此看来，减少吸烟或戒烟对皮肤病易感因素的调控有着积极的意义。因此，我们奉劝皮肤病患者最好不吸烟。

当然对吸烟和饮酒行为的干预要根据具体情况来决定，因为吸烟和酗酒实际上是心理、行为和环境等因素的综合作用。

四、注意气候对皮肤的影响

高热潮湿环境容易使人产生痱子。部队营区房间应保持通风散热，官兵应衣着宽松，勤换衣服，勤洗澡，洗澡后擦痱子粉。

冻疮常发生于寒冷的季节。新兵在寒冷潮湿环境中训练时容易发生此病。发生部位多为四肢末端及耳郭。表现为局部皮肤呈暗紫红色斑片；严重时出现水疱，甚至糜烂、渗出，遇热时常感觉瘙痒，影响官兵的日常生活和训练。部队官兵应注意冻疮的预防，多锻炼身体，提高机体对寒冷的适应能力，改善末梢循环，并注意全身及局部保暖，尽早戴手套，保持鞋袜温暖干燥。此外，注意摄入足量的脂肪、蛋白质和维生素，以保证足够的营养和能量，也可预防和减轻冻疮的发生和加重。

冬季天气干燥，官兵容易发生皮肤干燥瘙痒。在天气寒冷、干燥的季节，应该减少洗澡次数。以每周 1 ~ 2 次为宜，还要避免接触碱性肥皂和浴液。洗澡后可涂抹润肤霜。尽量穿柔软的棉织品内衣。

五、预防皮肤感染，避免感染性/传染性皮肤病

良好的卫生习惯会降低部队官兵皮肤病，尤其是感染性皮肤病和性传播疾病的发病率。

能引起在部队中传播的感染性皮肤病包括：①细菌性皮肤病：如脓疱疮等；②病毒性皮肤病：如水痘、风疹等；③真菌性皮肤病：如手足癣等；④节肢动物引起的皮肤病：如疥疮等。

感染性皮肤病，如性传播疾病、疥疮、浅部真菌病及某些皮肤细菌感染（如脓疱疮、疖肿等）的预防，首先是要控制传染源和带菌者，必要时应对传染源和带菌者进行隔离，以切断传染途径。水痘主要通过呼吸道传染，患者一旦确诊则至少应被隔离 10 ~ 12 天，待症状消失、水疱干涸之后才能解除隔离。疥疮是通过接触传染，要注意对患者隔离，对患者睡过的床铺、被褥，用过的毛巾等物品都要进行严格消毒，以防传播。浅部真菌感染预防的关键在于对患者的手足癣、股癣、甲癣、头癣等进行积极的治疗，要尽量避免和其他患者以及有癣病的动物（如猫、狗等）密切接触。要避免接触患者用过的

浴盆、毛巾等，并对该类用具定期清洗、消毒。集体生活的人员，如部队官兵在野外驻训时更应注意。

部队虽然管理严格，但因大多官兵处于性活跃期，加上极少数官兵与地方人员有些不正当接触，导致尖锐湿疣、阴虱、梅毒等性传播疾病也偶有发生。因此，一定要让部队官兵对性传播疾病的传播途径和危害有充分的了解，教育他们洁身自好，杜绝性传播疾病在部队的发生。

六、注意睡眠与心理卫生

（一）睡眠

睡眠是生命过程中的一个基本生理现象，是人体各系统协同调节的基本生理过程。目前的研究资料提示，睡眠的调控涉及感觉、运动、自主神经系统及内分泌系统的多种变化，并且这些不同系统的生理活动在睡眠周期性表现方面存在高度相关性。睡眠情况是体现心身健康状态的重要方面。

1. 睡眠的重要性 睡眠对于人类来说是非常重要的。人类一生中约有1/3的时间是在睡眠当中度过的。睡眠是周期性的生理过程，存在两种周期性交替出现的基本睡眠状态，即非快速眼动睡眠和快速眼动睡眠。人在睡眠时，全身肌肉松弛，对外界反应降低、心跳、呼吸、排泄等活动减少，有利于各种器官恢复功能。适当的睡眠是最好的休息方式，有利于精神和体力的恢复，既是维护健康和体力的基础，又是提高工作效率的保障。睡眠是一种主动过程，有专门的中枢管理睡眠与觉醒。

2. 睡眠不足的危害 现代人们普遍存在着睡眠不足的问题，有的是因为工作压力大、人际关系紧张等原因造成的入睡困难、易醒或失眠等睡眠障碍。部队官兵在训练、抢险救灾、战时等情况下，往往睡眠时间不足；长期睡眠不足，会造成白天思想涣散，精力难以集中，甚至记忆力下降，还会使机体免疫、内分泌系统发生紊乱，诱发或加重一些疾病。睡眠不足主要会影响大脑创造性思维的产生和生长素的分泌。睡眠不足还会影响皮肤健康，可引起皮肤毛细血管淤滞，循环受阻，使得皮肤的细胞得不到充足的营养，因而影响皮肤的新陈代谢，加速皮肤的老化，使皮肤显得苍白而晦暗。经常睡眠不足，会导致很多疾病，如神经衰弱、感冒、胃肠疾病等。睡眠不足还会引起血中胆固醇含量增高，患心脏病的概率增加；甚至会影响细胞的正常分裂，由此有可能产生癌细胞的突变而导致癌症的发生。由此可见，睡眠不足有很多危害，应引起高度重视。

3. 皮肤病与睡眠　紧张和睡眠不足可以引发或加重皮肤病。以下几种皮肤病与睡眠关系较为密切。

（1）黄褐斑、色素沉着：睡眠不足、长期精神紧张，可以促使下丘脑的促肾上腺皮质激素释放因子的释放增加，而这种因子能使脑垂体促黑激素及促肾上腺皮质激素分泌增加，从而促使色素过度沉着。

（2）神经性皮炎：临床上神经性皮炎的患者，多有精神紧张及睡眠障碍，多与大脑皮质的兴奋与抑制失调有关，患者往往伴有焦虑、失眠、急躁和易怒。

（3）痤疮：痤疮是一种多因素导致的疾病。睡眠不足是其中一个重要的内环境因素。由于雌激素的分泌在晚上达到最高，且雌激素在保持皮肤的细腻、光泽方面具有重要作用。如果熬夜失眠、昼夜颠倒，就会导致雌激素分泌减少，随之而来的是雄激素的相对水平增高，因而痤疮就成为一位"不速之客"。

（4）银屑病：银屑病患者普遍存在睡眠不足的问题。睡眠的异常又会抑制免疫功能，使内分泌功能紊乱，生理功能受损，并直接影响疾病的转归。临床资料显示，长期睡眠不足的患者，银屑病病情容易加重。

4. 如何改善睡眠　患有皮肤病的官兵应该放松心情，尽量排除焦虑、抑郁情绪的困扰，还要学习掌握一些改善睡眠的方法。在非夜间军事训练的情况下，最好在晚上 11 点前睡觉；中午尽量小憩半小时，有利于消除疲劳。应该选择一个合适的环境睡觉，如清净的卧室和舒适的床铺；还应保持正确的睡眠姿势：如一般主张向右侧卧，双腿微曲，全身自然地放松，一只手屈肘放于枕前，另一只手自然放在大腿上。官兵应养成良好的睡眠习惯，按照作息时间每天准时休息和起床。影响生物钟的因素之一是体温，人的体温波动对生物钟的节律有很大的影响，人的体温下降就容易引起睡意；控制体温的方法很多，例如睡前洗澡或做 20 分钟的有氧运动等，睡觉时的体温就会有所下降。调节饮食也可以提高睡眠质量，睡觉之前尽量不要饱食，避免饮用咖啡、浓茶、巧克力、可乐、酒精等饮料，饮用适量热牛奶可有助于睡眠。睡眠的改善有利于提高机体抵抗力，减少或减轻很多皮肤病的发病率和症状，特别是神经性皮炎、银屑病和痤疮等心身性皮肤病。

（二）心理卫生

精神因素往往是皮肤病发病的诱因或加重的原因。众多皮肤病（如斑秃、精神性皮炎、多汗等）与精神紧张、情绪急躁、神经衰弱等密切相关。故平日里要保持情绪稳定与心态乐观，以增强神经系统的功能，预防某些皮肤病发生或加重。对于已经患有皮肤病的患者，应帮助他们正确对待疾病，树立战胜疾病的信心，使之能与医生密切配合，使皮肤病早日治愈。因此要嘱咐此类患者注意规律睡眠，避免劳累；平日里积极参加一些有益的体育活动，有助于提高体质，放松心情，减少心身性皮肤病的发生。

战时，军人不仅要承受强大的体力负荷，还要承受巨大的心理压力。未来战争潜伏着各种不可预知的危险因素，使军人产生强大的心理压力。个体对压力的体验是主观的，不仅取决于情境和外部环境的威胁，还取决于个体对外部威胁与应对能力之间的认知比较，其中个体特质对事件的解释是形成压力的关键。

强大的心理压力会破坏机体的生物化学保护，产生失眠、脉搏加速、肠胃不适、持续疲倦、易怒、无法集中精神等，压力使人产生紧张情绪，影响军人操作武器时的协调性，降低了工作的可靠性。现代战争中军人因战争压力患心理疾病而失去战斗力的情况比比皆是。面对这种强大的心理压力，军人必须学会有效地舒缓压力以减轻对自身所造成的不利影响。

1. 接纳压力，主动应对　战场上的压力是不可避免的，军人应该学会接纳压力。首先必须承认压力，其次采取措施减轻压力，消除压力产生的有害影响。

2. 加强爱国奉献教育　提高官兵的意志力和对战争的合法性认知，这对鼓舞官兵的士气有很大的影响。

3. 发挥领导的榜样作用　作为战争中的指挥者，其榜样作用是巨大的，应使战士信任领导者的专业能力，并感觉到领导者对战士的关心，这对缓解战士的心理压力可以产生极大的作用。

4. 加强平时的心理训练　军人的心理训练是运用心理学方法，提高心理耐受力和心理免疫力。通过心理训练，一方面可以培养军人在高度紧张、危险或身负重任等情况下所应具备的勇敢、坚定、顽强等心理素质；另一方面可增强军人经受长时间心理或身体压力负荷以及体力消耗而不丧失争取胜利的心理承受力和应变能力，从而在各种作战条件下能够做出适应性的反应。

5. 学习放松压力的方法　放松训练可以形成一种新的操作性条件反射，从而改变个体在紧张刺激下的心理和生理反应。容易掌握的放松方法包括生物反馈和腹式呼吸，经常做放松练习可以使人的协调性增强，缓解紧张、急躁等不稳定情绪。对内分泌系统亦可产生多方面的影响，从而调整内分泌平衡，缓解紧张状态，增强信心，提高防病能力。

七、正确处理已患皮肤病，减少诱发和复发

发生皮肤病后，不要自己盲目用药。因为即使是同样的皮肤症状，其病因不同，治疗药物也不同，若用药不当可能会加重原有病情。如我们在部队巡诊中常发现，有些战士在炎热天气、出汗较多的情况下，大腿根部出现红斑、丘疹，感觉瘙痒、不适，于是自己去卫生室要"皮炎平"外涂。刚开始用时，感觉其止痒效果好，但用一段时间后发现皮损未愈，反而扩大、加重。这是因为此原发皮损为股癣，应该用抗真菌药物（如达克宁）能很快缓解症状，坚持使用后能治愈。而激素类药物会促使真菌繁殖，病情加重。

患有皮肤病或治愈后的患者，为防止其病情加重或复发，应根据不同情况，嘱患者避免过度搔抓、热水烫洗、肥皂洗涤等。有些患者在发生湿疹、过敏性皮炎之后，皮肤瘙痒难忍，就用酒精擦洗、热水烫洗患处，虽然当时缓解瘙痒，但过后皮损更加严重。另外，切忌过度搔抓皮损部位，因为抓破皮肤可引起继发感染；长期搔抓，可致使皮损部位的皮肤增厚、苔藓化，如神经性皮炎等，更不利于皮肤康复。

对于接触过敏性皮炎的患者，要提醒他们避免再次接触过敏性物质。常见的过敏性物质有金属过敏（如表链、金属皮带扣），还有各种外贴膏药等。

有药物过敏史者，如对青霉素、磺胺、解热镇痛类等药物过敏，在就医时，应及时告知医生。自己用药时，也要注意避免使用过敏药物，以免再次发生严重的药物过敏反应。

第三章

部队官兵在特殊条件下皮肤病的预防

一、战时皮肤病的预防

若做好预防工作，一些皮肤病还是可以避免的。方法如下：

1. 讲究清洁卫生。在条件许可的情况下，应尽可能勤洗澡、勤换内衣。

2. 补充营养性饮食。如战士患阴囊皮炎往往与体内核黄素缺乏有关，应注重补充多种维生素。

3. 在野外一定要注意防止蚊虫叮咬。要扎紧衣袖裤口，勿坐卧草地；夜间睡眠时，尽可能使用蚊帐并外涂驱蚊水。

4. 战前、战后要做好心理疏导工作。

5. 战前、战时要尽量熟悉野战环境，做好防病教育。

6. 要备齐防核、生、化等武器的装备。

7. 卫生包里要配备消炎药、抗真菌药、抗炎止痒外用药等。

8. 对于最常见的瘙痒症状，要避免搔抓，以防瘙痒–搔抓–瘙痒加重–搔抓……的恶性循环；对于各种皮肤创伤，也应尽快消毒包扎，以避免进一步的感染，要及时就诊，以免加重病情。

二、现代军事训练中皮肤病的预防

(一) 寒冷

驻地寒区的部队官兵，由于冬季天气寒冷，易出现各种寒冷性皮肤病，如冻疮、冷红斑、冷超敏性皮肤病、冷凝集素综合征和冷球蛋白血症性股臀皮肤血管炎等。

预防上述皮肤疾病时，应注意以下几点：

1. 防寒：戴手套、耳套、口罩、穿宽松鞋袜，涂少量凡士林以减少散热。

2. 防潮湿：保持鞋袜干燥，受潮后及时晒干、烘干或更换；手足多汗者可外涂5%甲醛或稀释的酒精溶液止汗。

3. 适当运动：避免肢体长时间静止不动，静坐1小时左右后应起身运动10分钟，以促进血液循环。

4. 避免接触冷物体和进食冷的食物和饮料。

5. 适当补充高热量、蛋白质丰富的食物，如动物肉类、蛋类和乳类等。

（二）高热

驻热带、亚热带地区或在炎热的夏季训练时的官兵，易发生光感、光毒类皮肤病，汗液障碍类皮肤病，微生物感染类皮肤病，接触性皮炎，虫咬类皮炎等。

1. 光感、光毒类皮肤病　光感类皮肤病是光敏感的人体对阳光发生强烈反应，摄入某些具有光敏感的物质也可以加重或诱发此反应，表现为手背和面部发红、肿胀，甚至水疱。预防光感性皮炎主要是注意避免光敏物质和日光直接照射。光毒性皮肤病是由于阳光照射过强所致，表现为暴露部位的皮肤红肿、疼痛，其预防方法：减少日光直射的时间，野外训练时尽量避开强光；当然，通过逐渐递增训练时间的方法让官兵适应光感和光敏的反应，可以降低光感、光毒类皮肤病的发生率。

2. 汗液障碍类皮肤病　在高热天气下，汗液排泄不畅，积于皮内，造成如痱子、汗疱疹、汗腺囊瘤等皮肤表现。预防方法：通风、降温，衣着要宽松、透气。局部治疗时，可使用炉甘石、稀释的酒精、5%的甲醛或1%乌洛托品、痱子粉等。

3. 微生物感染类皮肤病 汗液浸渍皮肤引起尘埃黏附，容易导致葡萄球菌、链球菌和真菌的感染，引起毛囊炎、脓疱疮、疖、体癣、花斑癣和股癣等。预防方法：勤洗澡、勤换衣服，避免汗渍，保持皮肤清洁。细菌感染者可适当使用抗生素（如四环素等），真菌感染者可用癣药水擦局部皮肤或用抗真菌药物。

4. 接触性皮炎 夏季皮肤湿润，接触皮肤的物质如金属制品、橡胶拖鞋、化纤衣物等易释放致敏物质并被吸收，表现为接触部位皮肤发生红斑、肿胀、水疱等，自感灼热、痒或痛。治疗方法是，皮肤刚出现红肿时，可用清洁凉水冲洗，擦炉甘石洗剂和氟轻松（肤轻松）软膏等；有水疱者，忌挑破水疱，以免感染；瘙痒明显者，可内服抗组胺药，如氯苯那敏等。预防方法：尽量避免接触已知过敏的物质。

5. 虫咬类皮炎 夏季户外昆虫较多，如螨、蚊、毒蛾、隐翅虫等。人被叮咬后，皮肤出现丘疹、风团、红斑、水疱等炎症。如有昆虫毒毛黏附，应细心除去，并马上用小苏打粉揉擦局部，亦可用清凉油、风油精、云香精外擦，必要时可服抗组胺药。预防方法：灭蚊虫、防蚊虫。

（三）高原

驻守高原的部队官兵，容易受高原气候环境的多方面影响。高原环境对人体有利的一面：空气优良，人体不易缺乏维生素 D，甲状腺、肾上腺分泌旺盛，结核、百日咳、变态反应性疾病等发病率低，传染病少，食物易保存等。但高原环境对人体的不良影响也比较大：如寒冷、易冻伤；风力大，加快人体代谢，加速缺氧；气候干燥，可使皮肤水分蒸发得快，皮肤黏膜干燥，嗓子干，流鼻血等；紫外线强可致光敏性皮肤病、雪盲等。此外，高原环境还会引起官兵的恐惧心理。

预防高原环境所致疾病要提前做好适应环境的准备，简称习服，就是指人类机体适应高原气候、环境等一切生存必备条件的生理状态。

1. 心理准备 适度紧张可以提高集体的适应能力，而过度紧张有危害。要让部队官兵树立科学的世界观和高尚的奉献精神，培养良好的意志等，并做好针对性的心理训练。

2. 体能准备 掌握官兵健康状况，身体合格者要进行体能锻炼。①呼吸锻炼：做呼吸操，加速高原习服，降低体内所需 O_2 浓度；②体育锻炼要适当，禁止剧烈运动，在海拔 3000 米以上地区尤其应当注意；③做一些太极拳等训练，可很好地改善人体微循环。

3. 物资准备 ①食物准备：以高热量为宜；②医疗卫生用品准备：常用药物及医疗物品，如止痛药、止泻药、防感冒药、抗生素、胃动力药、创可贴等；减少或减轻急性高原病的药物，如维生素 C、维生素 E、复合维生素 B 等；专用药品，如人参类制品；供氧设备，如大型氧气瓶等；③通讯设备：应保证通讯设备状态良好，并留有备用电源。

4. 高原易患皮肤疾病的防治

冻伤的防治：避免外伤，防感染，保持皮肤清洁。冻伤晚期可通过手术干预，治疗并发症，防止以后再次冻伤。没有治疗条件时，不要融化冻结组织。

日晒伤的防治：日晒伤为人体局部皮肤过度接受日光中的中波紫外线（UVB）照射后，发生的急性光毒性反应。反应程度与光线强弱、照射时间和范围、环境因素、皮色深浅、种族及个人差异有关。临床表现为皮肤红斑、水肿、色素沉着甚至激发红斑狼疮、多形红斑等其他皮肤病。预防方法：尽量避免或减少阳光直晒。阳光紫外线最强（会造成皮肤最大伤害）的时间段是上午 10 点到下午 3 点之间；海拔高度每增加 300m，阳光强度会增加 4%；山上的积雪会反射 85% 的紫外线；即使是在阴天，也有可能会晒伤；戴帽子（最好选择有帽檐的帽子）可以阻挡阳光直接照射头部和脸部；在日常训练中，要注意提高皮肤对阳光的耐受。

皮肤光老化的防治：皮肤老化受多种外界因素的影响，其中最重要的因素是阳光中的紫外线长期、反复地照射皮肤。皮肤光老化不仅严重影响美观，还与很多皮肤疾病有关，如皮肤干燥、瘙痒症、脂溢性或日光性角化病、皮肤肿瘤等。在高原地区，皮肤更易衰老。预防方法：物理性防晒，如戴眼镜、帽子、手套和使用遮阳伞等；遮光剂的使用；维甲酸的使用（维甲酸是目前应用最多的用于治疗光老化的药物）。

三、执行抢险救灾任务时部队官兵皮肤病的预防

我国是世界上自然灾害最为严重的国家之一，灾害种类多，发生频繁，给国家经济建设和人民群众生命财产带来严重危害。新中国成立以来，我军在完成战备、训练等任务的同时，把参加抢险救灾作为军队和平时期的一项重要任务。部队官兵执行救灾任务时，面临的自然环境恶劣，任务急难险重，劳动强度高，心理压力大，这些因素容易诱发皮肤病。

（一）救灾时常见皮肤病

1. 丘疹性荨麻疹（包括虫咬皮炎） 与蚊虫叮咬有关，由于灾后环境卫生较差，致使蚊虫滋生活跃，灾民、官兵和志愿者都将注意力集中在抢险救援而通常忽略防蚊措施，导致该病成为最常见的皮肤疾病。

2. 手足癣、股癣 俗称"脚气"，由真菌感染引起，是十分常见的皮肤病。因灾区环境差，人们抵抗力低，易患或加重此类皮肤病。

3. 皮炎湿疹 即使在正常人群中发病率也很高，由过敏反应引起。灾区出现过敏反应往往比较强烈，处理不当容易合并感染。

4. 神经性皮炎 与精神因素有明显的关系。灾后由于人们烦躁、焦虑不安、紧张等情绪都会使该病症状加重。主要好发于颈后、肘窝、腘窝、骶尾部。

5. 夏季皮炎 是一种由于夏季炎热引起的一种季节性炎症性皮肤病，特别是灾后持续高温、高湿时发病会增多。

6. 荨麻疹 俗称"风疙瘩"，表现为身上一大片一大片的疙瘩，很痒，但可很快消退不留痕迹，也会反复发作，主要与过敏有关。灾区最容易引起该病的原因主要是吸入空气中的灰尘、动物皮屑、真菌等，各种感染、昆虫叮咬、冷热及日光刺激、精神紧张等因素都有可能导致本病。

7. 痱子 主要和高温、高湿度有关。出汗多、汗液不易蒸发，导致汗腺导管破裂，汗液进入周围组织而出现小疙瘩。

8. 带状疱疹 俗称"缠腰龙"，为病毒感染所引起，多在人体抵抗力降低时发病。

（二）抢险救灾时常见皮肤病预防

一般由于灾后环境消毒工作落实比较到位，群发传染性皮肤病并不多见。总体来说，上述这些皮肤病并没有生命危险，但如果能加强防病知识宣传，加强防御工作，尽力改善卫生条件，则能使这些疾病的发生率降低。

对于灾区皮肤病的防治重点，应该注意以下几方面。

1. 集体防护 在野外住帐篷时，要加强喷洒驱蚊灭虫剂；合理安排作息时间，增强抵抗力，减少各类疾病的发生，应配备足够的皮肤科医生和药品。

2. 个人防护 清理废墟时，要扎紧衣袖裤口，勿坐卧在草地上；夜间睡眠时，尽可能使用蚊帐并外涂驱蚊露，以减少蚊虫叮咬；发生皮肤问题后要及时就诊，以免加重病情。

3. 心理防护 要及时做好救灾人员的心理疏导工作，为他们减压，避免生理和心理过度负担，可以在一定程度上降低

39

精神相关性疾病的发生。

4. 减少搔抓　对于最常见的瘙痒，避免搔抓，以打断瘙痒–搔抓–瘙痒加重–搔抓……的恶性循环。对于各种皮肤创伤，也应尽快消毒包扎以避免进一步的感染。

5. 增强体质　官兵日常要加强身体素质锻炼，增强抗病能力。

第四章

常见皮肤病的防治

第一节 变态反应性皮肤病

一、湿疹

（一）病因及发病机制

湿疹是由多种内外因素引起的一种具有明显渗出倾向的、与变态反应有关的皮肤炎症反应。其发病原因很复杂，一般认为是由内、外多种因素相互作用所致，内在因素如过敏性体质、内分泌及代谢紊乱、精神因素、慢性消化道系统疾病等，外在因素如药物、化妆品、香料、染料、清洁剂、蛋类、鱼虾、牛奶、花粉、尘螨、细菌和真菌感染、日晒、冷热刺激及搔抓等。

（二）临床表现（见彩图 1-1 ~ 1-14）

湿疹呈多形性，多对称分布，常见于面、耳后、四肢远端、手足露出部位及阴囊、肛门等处。按皮损表现特点分为急性湿疹、亚急性湿疹和慢性湿疹三种。急性湿疹：常为红斑基础上出现多数密集的粟粒大的小丘疹、丘疱疹或小水疱，可融合成片，搔抓后可出现糜烂、渗液及结痂，边界不清，自觉瘙痒严重。亚急性湿疹：皮损以小丘疹、鳞屑和结痂为主，亦可有轻度浸润，自觉剧烈瘙痒。慢性湿疹：皮损为暗红或棕红色斑丘疹，常融合增厚、浸润、色素沉着或色素减退，表面粗糙，覆以少量糠秕样鳞屑或因抓破而结痂，有明显的阵发性瘙痒，皮损在一定诱因下可急性发作。病程不规则，常反复发作，迁延难愈。

（三）治疗

可以口服抗组胺药。急性或亚急性泛发性湿疹时，可静推 10% 葡萄糖酸钙和维生素 C；切勿滥用糖皮质激素。局部治疗：急性期无渗出时，可外用炉甘石洗剂；瘙痒明显时，酌情加用糖皮质激素外用；有渗出时，首选 3% 硼酸溶液或生理盐水湿敷；亚急性、慢性湿疹时，以糖皮质激素霜剂为主；对于肥厚顽固性皮损，可用曲安奈德新霉素贴膏（肤疾宁）外贴，或用曲安奈德 A 或复方倍他米松注射液（得宝松）局部封闭；如合并细菌感染或真菌感染时，可选用加抗菌药物的复方制剂。

（四）预防

避免各种外界刺激，避免食用致敏和刺激性食物，保持皮肤清洁，防止感染，避免过劳，保持乐观稳定的情绪。

提示：特别要注意避免搔抓及不良刺激。

二、荨麻疹

（一）病因及发病机制

急性荨麻疹俗称"风疹块"，是由于皮肤黏膜小血管扩张及渗透性增加而出现的一种局限性、一过性水肿反应，主要表现为边缘清楚的红色或苍白色的瘙痒性皮损，即风团。常见病因：食物，如鱼虾、蟹、蛋类等；药物，如青霉素、呋喃唑酮、磺胺等；感染，如细菌、病毒、寄生虫等；物理因素，如冷、热、日光、摩擦刺激等；动物及植物因素，如昆虫叮咬，吸入动物皮屑、花粉等；精神因素，如精神紧张等；全身性疾病，如关节炎、胃肠炎、内分泌紊乱等；遗传因素。

（二）临床表现（见彩图 2-1～2-6）

荨麻疹起病常较急，皮肤突然发痒，出现皮损，表现为大小不等的红色或苍白色风团，形状呈圆形、椭圆形或不规则形，逐渐扩大，融合成片，风团持续时间一般不超过 24 小时，但新风团可不断发生，一天内可反复多次，消退后不留任何痕迹。病情重者可伴有心慌、烦躁、恶心、呕吐、腹痛，甚至窒息、休克，经治疗或去除诱因，可在 1~2 周内痊愈。

（三）治疗

尽量通过详细地询问病史和进行全面、系统的检查，找出病因并去除之。口服抗组胺药，一般用一种或两种药物联合，配合维生素 C；皮疹广泛且瘙痒重者，可同时给予 10% 的葡萄糖酸钙静脉注射；局部外用止痒药，如炉甘石洗剂、樟脑醋等。严重荨麻疹伴喉头水肿、哮喘或有低血压症状时，按过敏性休克积极抢救。

（四）预防

尽量仔细分析可能导致发病的致敏因素并加以避免，必要时可以行过敏原检测查找可能的过敏原。

提示：如出现憋气症状，要及时送往急诊处理。

三、汗疱疹

（一）病因及发病机制

汗疱疹为一种掌跖指趾部复发性水疱性疾患。现在多认为汗疱疹是一种皮肤湿疹样反应，与重金属（镍、铬等）的系统性过敏及季节有关。精神因素可加重。

（二）临床表现（见彩图 3-1~3-4）

多见于青壮年男女，常与手足多汗并存。一般于春末夏初开始发病，夏季加剧，入冬自愈。典型损害为位于表皮深处的小水疱，米粒大小，呈半球形，略高出皮面，早期透明，以后则变混浊。好发于手掌、足跖、手指侧面及指端。损害于 2~

3周内自行吸收或消退，形成领圈样状脱屑。自觉瘙痒及烧灼感，常常每年定期反复发作。

（三）治疗

内服镇静安定药如溴剂、地西泮、谷维素等有助于改善精神紧张状态；瘙痒明显者可使用抗组胺药物口服。外用药可用1%酚炉甘石洗剂或3%～5%甲醛外搽；水疱较多者可用1%明矾溶液或1%醋酸铅溶液湿敷；开始脱皮时可用糖皮质激素霜剂或软膏；局部反复脱皮、干燥疼痛者，可外用2%～5%水杨酸软膏、15%尿素霜等。

（四）预防

应减少手足出汗，避免情绪激动和精神紧张，避免肥皂、洗衣粉等理化刺激。

提示：防护最重要。

四、接触性皮炎

（一）病因及发病机制

病因可分为原发性刺激和变态反应两种。原发刺激性接触性皮炎：接触物对皮肤有很强的刺激性，任何人接触后均可发生皮炎，称为原发性刺激。原发性刺激分为两种，一种刺激性很强，接触后短时间内发病；另一种刺激性较弱，较长时间接触后发病，如肥皂、有机溶剂等。变态反应性接触性皮炎：接触物基本上是无刺激的，少数人接触该物质致敏后，再次接触该物质，12～48小时后，在接触部位及附近发生皮炎。能引起接触性皮炎的物质很多，主要有动物性、植物性和化学性三种。

（二）临床表现（见彩图4-1～4-4）

皮炎表现一般无特异性，由于接触物、接触方式及个体反应不同，发生皮炎的形态、范围及严重程度也不相同。症状较轻时，局部呈红斑，淡红至鲜红色，稍有水肿，或有针尖大的丘疹密集；重症时，红斑肿胀明显，在此基础上有多数丘疹、水疱，炎症剧烈时可以发生大疱。水疱破裂，则有糜烂、渗液和结痂。如为烈性的原发性刺激，可使表皮坏死脱落，甚至深及真皮层，发生溃疡。当皮炎发生于组织疏松部位，如眼睑、口唇、包皮、阴囊等处，则肿胀明显，呈局限性水肿而无明确的边缘，皮肤发亮，表面纹理消失。皮炎的部位及范围与接触接触物的皮肤部位和大小一致，边界非常鲜明。但如接触物为气体、粉尘，则皮炎呈弥漫性，而无鲜明界限，多发生在身体暴露部位。自觉症状大多为痒、烧灼感或胀痛感，少数严重病例可有全身反应，如发热、畏寒、头痛、恶心等。病程有自限性，一般去除病因后，处理得当，1～2周可痊愈。反复接触或处理不当，此病可以转为亚急性或慢性皮炎，呈红褐色苔藓样改变或湿疹样改变。刺激性接触性皮炎在临床上急性期可表现为红斑、水疱、渗出。亚急性和慢性可表现为红斑、粗糙、脱屑、皲裂。根据接触刺激物的性质和接触时间长短，临床上可表现为急性刺激性皮炎、延迟性急性刺激性皮炎、刺激性反应、累积性刺激性皮炎、脓疱性刺激性皮炎、机械性刺激诱发皮炎等。

（三）治疗

接触性皮炎的病因与接触物有密切关系，首要治疗措施是找出过敏原因，避免再次接触该种物质，并治疗已出现的症状。

1. 寻找过敏原因 详细采集病史，仔细询问与发病有关的环境，所接触的物质种类、数量、理化性质，接触时间长短，接触方式，过去有无类似发疹情况等。从病史中分析此病与哪种物质可能有关，为皮肤斑贴试验提供依据。一旦找

45

到过敏原因，力求避免再次接触。对于存留在皮肤上的刺激物质或毒性物质，应尽快冲洗清除，冲洗时可用清水、生理盐水或淡肥皂水。接触物若为强酸物质，可用弱碱性液体冲洗（如苏打水）；如为强碱性物质，可用弱酸性液体冲洗（如硼酸液）。

2. 避免刺激　出现临床症状时，应尽量减少局部刺激。避免搔抓，不宜用热水烫洗，避免强烈日光或热风刺激。

3. 全身治疗　全身治疗的方法有：内服抗组胺药，如赛庚啶、苯海拉明、氯苯那敏、阿伐斯汀、西替利嗪、咪唑斯汀、依巴斯汀、地氯雷他定等；口服或静注大剂量维生素 C；静注 10% 葡萄糖酸钙注射液。面积广泛，糜烂和渗液严重者，可给予糖皮质激素，如口服醋酸泼尼松、甲泼尼龙等或肌内注射地塞米松、得宝松等。重症者也可先静脉滴注氢化可的松或地塞米松，症状减轻后，口服糖皮质激素维持治疗。接触性皮炎如果合并局部感染，如淋巴管炎、淋巴结炎、软组织炎时，可使用抗生素；轻者口服罗红霉素、青霉素 V 钾、头孢氨苄或磺胺类药物；重者静脉给予青霉素、头孢菌素类或喹诺酮类抗生素。

4. 局部治疗　局部治疗十分重要，应根据临床表现分别对待。①急性阶段：以红斑、丘疹为主者，使用洗剂、霜剂或油膏治疗，如炉甘石洗剂、振荡洗剂、曲安奈德霜、哈西奈德霜、氟轻松（肤轻松）霜等，也可使用含有松馏油、糠馏油、氧化锌的油膏外涂。红肿明显伴水疱、糜烂和渗液者，可做开放性冷湿敷。湿敷溶液有以下几种：3% 硼酸溶液、1：2 醋酸铝溶液、1：8000 高锰酸钾溶液。如有脓性分泌物者，用 0.02% 呋喃西林溶液或 0.5% 依沙吖啶溶液湿敷。湿敷不宜过长，通常湿敷 2~3 天，待渗液停止，肿胀消退后，可停止湿敷，改用霜剂或油膏外涂。②亚急性或慢性阶段：以霜剂及油膏外用为主，可用糖皮质激素软膏，也可用松馏油膏、黑豆馏油膏、氧化锌油膏等，如有脓性分泌物，可在油膏中加入抗生素，如新霉素、红霉素、杆菌肽，或其他杀菌剂，如莫匹罗星软膏、小檗碱等。

（四）预防

分析发病可能的致敏因素，在今后要尽量避免，必要时可以斑贴试验查找可能的过敏原。

提示：对已知过敏物质避免再次接触。

五、丘疹性荨麻疹

（一）病因及发病机制

丘疹性荨麻疹也称为虫咬皮炎。当患者被节肢动物如臭虫、跳蚤、蚊子、螨类等叮咬时，该昆虫唾液可注入皮肤内。若此人有过敏素质倾向，那么，通过数次叮咬之后几天内则可发病。

（二）临床表现（见彩图5-1~5-4）

丘疹性荨麻疹常在春、夏、秋暖和季节发病，野外及异地训练、参加抢险救灾的官兵也常发。本病往往好发在躯干、四肢伸侧，但头面部较少被波及。皮损表现为风团丘疹或风团水疱，皮疹可群集或散在分布，但一般不对称。患者多有剧痒，以夜间尤甚。

（三）治疗

抗组胺药可作为常规药物使用，一般多采用既有抗组胺作用又有镇静效果的苯海拉明、异丙嗪、氯苯那敏、赛庚啶等内服；也可以联合使用钙剂和维生素C等；外用药物要选择具有止痒、消炎作用的洗剂或乳剂外搽，但如有继发感染，应先控制感染为宜。

（四）预防

防止蚊虫叮咬。日常要注意维持良好的环境、居室和个人卫生，以杜绝引起本病的昆虫滋生，在卧室内外可喷洒杀虫剂，以消灭臭虫、跳蚤、蚊子等对人体有害的节肢动物。

提示：夏季防蚊虫很重要，要注意居住环境通风，勤晾晒衣被。

六、阴囊湿疹

（一）病因及发病机制

阴囊湿疹是由多种内、外因素引起的阴囊部位皮肤真皮浅层及表皮炎症，俗称"烂裆"。一般认为是由内、外多种因素相互作用所致；男性的阴囊位置隐蔽，皮肤软薄、娇嫩，局部长期不通风、湿度大，且与多菌的肛门区邻近，又处于间擦部位，训练时易摩擦，诸多因素导致阴囊湿疹的发生。

（二）临床表现（见彩图6-1～6-2）

阴囊湿疹是湿疹的一个特殊类型，其表现与湿疹类同。长期反复发作剧烈瘙痒，常因过度搔抓、热水烫洗而呈红肿、渗出、糜烂及苔藓样变。

（三）治疗

内服药用于抗炎、止痒，包括抗组胺药、镇静剂等；有合并感染者，加用抗生素。局部疗法：急性期无渗液或渗出不多者可用氧化锌油，渗出多者可用3%硼酸溶液湿敷，当渗出减少后用糖皮质激素霜剂，可和油剂交替使用；亚急性期选用糖皮质激素乳剂、糊剂，为防止和控制继发性感染，可加用抗生素类药物。慢性期选用软膏、硬膏、涂膜剂。对于顽固局限肥厚性损害患者，可局部皮内注射糖皮质激素。

（四）预防

避免各种可能的致病因素，如发病期避免辛辣食物及酒类，对鱼虾过敏者，忌食鱼虾；避免过度洗烫，消除体内慢性病灶及其他全身性疾患；部队可配备新型训练服，减少裆部摩擦。

提示：注意会阴部的清洁和干燥，不要搔抓；慎用激素类外用药物。

七、药疹

（一）病因及发病机制

药疹又称药物性皮炎，是药物通过口服、外用和注射等途径进入人体而引起的皮肤黏膜炎症的反应。药物引起的不良反应非常复杂，大致可以分为：药物过量、不耐受、特发性、副作用、继发作用和过敏反应等。药疹是过敏反应的最常见类型。引起药疹的药物种类有很多，但最常见的有磺胺类药、解热镇痛药、安眠药类、抗生素类、中药等。

（二）临床表现（见彩图 7-1 ~ 7-5）

一般来说，药疹多在用药开始后 7 ~ 10 天经过致敏而出现。但如果以前曾接受过同样药物或同类结构的药物治疗，则可于数小时或 1 ~ 2 天内迅速出现。常见的药疹皮肤表现主要有以下的类型。

1. 发疹性药疹　是药疹中最常见的一种，约占所有药疹的 95％。临床表现为弥漫性鲜红色斑或粟粒大至豆大红色斑丘疹，密集对称分布，形态如麻疹样或猩红热样，发病突然，常伴有畏寒、高热（39 ~ 40℃）、头痛、全身不适等，半数以上病例在停药后 2 周完全消退。如未及时停药，可能发展成剥脱性皮炎，则预后不良。

2. 荨麻疹样药疹　是常见药疹之一，其发病机制可以是Ⅰ、Ⅲ型变态反应。此类皮疹特点为发生大小不等的风团，这种风团性皮疹较一般荨麻疹色泽红、持续时间长，自觉瘙痒，可伴有刺痛、触痛。荨麻疹可作为唯一的症状出现，也可以是血清病样综合征、过敏性休克的一个症状。一般致敏患者表现为用药后数小时，皮肤才开始发生风团性皮疹并有瘙痒，但少数患者在注射青霉素、血清蛋白等药物后数分钟内即出现头晕、心烦、全身泛发大片红色风团、瘙痒与血压降低。

3. 剥脱性皮炎 常常由于对一般的药疹患者未及时停止致敏药物和适当处理，致使病情发展，皮疹融合而成为剥脱性皮炎，或一开始就是突然发病。皮损表现为全身皮肤鲜红肿胀，伴有渗液、结痂，继之大片叶状鳞屑脱落，渗液有臭味。黏膜可有充血、水肿、糜烂等。此类皮损如系初次发病，潜伏期一般在 20 天以上。可一开始就全身发病，或在上述麻疹或猩红热样皮损的基础上发生。病程长达 1 个月以上，是药疹中的严重类型，常伴有全身症状，如恶寒、发热、呕吐、恶心，有的可伴有淋巴结肿大、蛋白尿、肝大、黄疸等全身症状。

4. 大疱性表皮松解坏死型 是药疹中最严重的一型，其特点是发病急，皮疹初起于面、颈、胸部，呈深红色、暗红色及略带铁灰色斑，很快融合成片，发展至全身。斑上发生大小不等的松弛性水疱及表皮松解，可以用手指推动，稍用力表皮即可擦掉，如烫伤样表现。黏膜也有大片坏死脱落。全身中毒症状严重，伴有高热和内脏病变。如抢救不及时，可死于感染、毒血症、肾衰竭、肺炎或出血。有的患者初期表现为多形红斑或固定型药疹，很快再发展为大片红斑、大疱、表皮剥脱。

5. 固定型红斑 是药疹中较常见的类型。形态比较特殊，易于识别。皮疹的特点是局限性圆形或椭圆形红斑，呈鲜红色或紫红色，水肿性，炎症剧烈者中央可形成水疱。损害边界清楚，愈后留有色素斑，每次应用致敏的药物后，在同一部位重复发作，也可能同时增加新的损害，皮疹数目可单个或多个，亦有分布全身者，皮疹大小一般为 0.2 cm 至数厘米，皮疹可发生于全身任何部位，尤以口唇及口周、龟头、肛门等皮肤黏膜交界处，趾指间皮肤、手背、足背等处多见。发生于皮肤黏膜交界处者约占 80%，口腔黏膜亦可发疹。固定性药疹消退时间一般为 1～10 天，但黏膜糜烂或溃疡者常病程较长，可迁延数十日方可治愈。

6. 多形性红斑 可由药物引起的多形红斑，其皮疹特点为圆形或椭圆形水肿性红斑或丘疹，似豌豆大至蚕豆大，中央常有水疱，边缘带紫色，对称性发生于四肢，常伴有发烧、关节痛、腹痛等，严重者称史-约综合征（Stevens- Johnson syndrome），可引起黏膜水疱的糜烂、疼痛。病程一般为 2～4 周。

7. 药物超敏综合征 是药物引起的特异质反应，特点是发热、皮疹及内脏器官损害（特别是肝）的三联症状。可发生于药物初次应用后 7～28 天或更长时间。如以后再次用该药物，可在一天内发病。初发症状是发热，高峰可达 40℃。其次为口周及面部水肿，颈或全身淋巴结肿大，喉炎。皮损开始于面、躯干上部及上肢，表现为红斑、丘疹或麻疹样皮疹，逐步变为暗红色，融合并进行性发展为红皮病。内脏损害在皮疹发生后 1～2 周内发生，也可长达 1 个月。肝炎是最主要的症状，血清转氨酶不同程度地升高，通常无黄疸，发生黄疸者常预后不良。暴发性肝坏死和肝衰竭是死亡的主要原因。另外还可能有肾、肺、心、中枢神经的损害。血液系统异常表现为非典型性淋巴细胞增多，发生在最初的 2 周内。通常在第 2～3 周，血嗜酸性粒细胞增多。

8. 湿疹样型 常由外用药引起，局部接触敏感，发生湿疹样皮炎后，若再内服或注射同一类药物，可发生全身湿疹样皮损。病程常在 1 个月以上。

9. 光敏皮炎型 皮疹形态如湿疹样，以露出部位较为严重，但远离暴露日光部位亦可发生。停用药物后，反应可持续数周。当再次用药后，加上光线照射皮肤，可在 48 小时内激起湿疹样反应。分光毒性和光敏性两种。

10. 苔藓样疹型 皮损在临床上和病理上极似扁平苔藓，紫红色丘疹，有或无口腔侵犯。皮损广泛，侵及躯干四肢。鳞屑明显，伴有湿疹样变，愈合后留有明显色素沉着，停药后皮损逐渐消退，也有部分呈慢性，持续很长时间。

11. 紫癜型 临床主要表现为针头大至豆大或更大的出血性紫斑，皮疹扁平或稍隆起。这种发疹可能由血小板减少，或血管损伤引起。

12. 血管炎型 好发于小血管，其炎症范围可以从轻度的细胞浸润到急性坏死，严重者可侵犯许多器官的血管，包括皮肤和肾。皮肤损害表现为紫癜、淤斑、结节、坏死，亦有呈结节性多动脉炎样病变。全身性的表现为发热、关节痛、水肿、蛋白尿、血尿或肾衰竭，很少发生肌炎、冠状动脉炎、肺炎和胃肠出血。

13. 急性泛发性发疹性脓疱病 皮疹常开始于面部及皱褶部位，之后泛发，为针尖大到半米粒大浅表非毛囊性无菌脓疱，散在、密集，急性发病。烧灼感或痒感。停药几天后消退，呈大片脱屑。重者脓疱可融合成脓湖。可伴有发热、寒战、白细胞计数升高、嗜酸性粒细胞增多、低钙血症、肾衰竭等全身症状，偶有淤斑、紫癜、多形红斑样靶形发疹、血管炎样疹、水疱、面部水肿及黏膜糜烂。

14. 痤疮样疹 表现为毛囊性丘疹、脓疱，损害类似于寻常痤疮。发展缓慢，常于服药 1～2 个月以后发生。病程慢性，停药后可拖延数月。

在临床上，医生应对骤然发生于治疗过程中的全身性、对称型分布的皮疹要有警觉，应询问用药史，特别注意药物的交叉过敏以及以隐蔽形式出现的药物过敏。熟知各种类型的药物过敏特点，排除类似的内科和皮肤科疾病。一般药疹的颜色较鲜艳，瘙痒感重，通常在停用致敏药物后很快好转和消退。

（三）治疗

停用一切可疑致敏药物以及与其结构相似的药物，多饮水或输液促进体内药物的排泄。

1. 全身治疗　轻症者给予应用抗组胺药物、维生素 C 及钙剂。重症者加用糖皮质激素。特别严重的药疹，及早采用各种措施。①大剂量的糖皮质激素，注射用甲泼尼龙，病情稳定后逐渐减量。必要时给予大剂量糖皮质激素冲击。②注射用免疫球蛋白，一般连用 3～5 天。③血浆置换。预防和控制继发感染。注意补液和维持电解质平衡等支持疗法。

2. 局部治疗　对于轻型药疹可局部止痒，吸附糜烂面，保持清洁，迅速愈合即可，对于重症药疹，最好采用干燥暴露疗法（红外线灯罩下进行）或局部依沙丫啶（雷夫奴尔）湿敷，空气消毒，使用无菌床单及被褥。对伴黏膜损坏者要积极保护黏膜，尤其是眼结合膜，防止角膜浑浊及黏膜的粘连，小儿要注意龟头及包皮的糜烂，造成包皮狭窄。每日可用 3% 硼酸水清洗或糖皮质激素类眼药滴眼，口腔注意清洁，经常漱口，可选用 2% 碳酸氢钠溶液漱口。

（四）预防

在治疗疾病时，首先追问药物过敏史，容易引起药疹的药物不要滥用。要明显地将引起过敏的药物写在病历上，以引起医生的注意，并告知患者避用该药或含有该药成分和相似化学结构成分的药物，以免引起交叉反应。注意药疹的前驱症状，如发热、瘙痒、轻度红斑、胸闷、气喘、全身不适等症状，及早发现，及时停药，避免严重反应的发生。应用青霉素、破伤风抗毒素、普鲁卡因前必须做皮试，并准备好一切急救所必需的药品及措施。

提示：一定将牢记自己的过敏药物，就诊时告知医生。

八、特应性皮炎

（一）病因及发病机制

特应性皮炎，又称异位性皮炎、特应性湿疹、Besnier体质性痒疹或遗传过敏性湿疹。其特征为患者或其家族中可见明显的"特应性"特点：①容易罹患哮喘、过敏性鼻炎、湿疹的家族性倾向；②对异种蛋白过敏；③血清中IgE高；④血液嗜酸性粒细胞增多。典型的特应性皮炎具有特定的湿疹临床表现和上述四个特点。临床分三期：婴儿期（呈急性或亚急性湿疹状）、儿童期及青年期（后两者呈亚急性或慢性湿疹状）。

特应性皮炎的病因尚未明确，包括遗传易感性、食物过敏原刺激、吸入过敏原刺激、自身抗原、感染及皮肤功能障碍。

（二）临床表现（见彩图8-1～8-3）

特应性皮炎分为三期：①婴儿期：在出生后第二或第三个月开始发病，皮疹分渗出型和干燥型，均伴剧烈瘙痒。②儿童期：多数在五岁前发病。皮损分湿疹型和痒疹型。③青年及成人期：皮损与儿童期的类似。

（三）治疗

去除并避免可能的致病因素，对症治疗，包括润肤膏的常规应用、局部外用糖皮质激素、合并感染的抗感染治疗、非激素类的局部免疫调节剂、抗组胺药口服治疗、光疗、大剂量静脉注射免疫球蛋白等。

提示：皮肤保湿很重要。

第二节 病毒、细菌与真菌性皮肤病

九、单纯疱疹

（一）病因及发病机制

单纯疱疹是因感染单纯疱疹病毒而引起的常围绕口、鼻腔分布的群集性疱疹。当机体遇到激发因素如创伤、感染、劳累、情绪等改变时，可以使体内潜伏的病毒活化，疱疹复发。

（二）临床表现（见彩图 9-1~9-3）

可分为原发性疱疹及复发性疱疹两种。损害为密集成簇的针冒大小的水疱，破裂后露出糜烂面，逐渐干燥结痂。自觉烧灼和痒感。多发生于皮肤、黏膜交界处。可反复发作。

（三）治疗

口服阿昔洛韦或泛昔洛韦等药物，外用 3% 阿昔洛韦乳膏，或喷昔洛韦乳膏。对反复发作者应除去诱因，同时可试用注射卡介苗素或转移因子。如有继发感染，酌情外用抗生素。

（四）预防

加强身体锻炼，避免创伤、感染、劳累、情绪激动等诱发因素。

提示：可以自愈，频繁复发要重视。

十、带状疱疹

（一）病因及发病机制

带状疱疹是由水痘-带状疱疹病毒引起的疾病，以群集小水疱沿神经走向单侧分布、伴明显神经痛为特征，多见于成人。当机体在某种因素如恶性肿瘤、外伤、疲劳及各种感染等作用下免疫功能减退，潜伏的病毒可生长繁殖，使受侵犯的神经节发生炎症及坏死，产生神经痛，同时病毒沿神经纤维传播到皮肤，产生群集的水疱。

（二）临床表现（见彩图10-1～10-4）

本症好发于成人，起病突然或先有痛感。皮疹沿外周神经作单侧分布，以肋间神经和三叉神经区多见。表现为群集性绿豆大小的水疱，疱间皮肤正常，排列成带状，水疱可转变成大疱、脓疱、血疱。局部淋巴结常肿大，有压痛，严重者可伴发热等。

（三）治疗

抗病毒治疗，可口服阿昔洛韦，或泛昔洛韦。若无明显的禁忌证，对于老年患者、头面部皮疹患者可以早期合理应用糖皮质激素，以抑制炎症反应，减少疱疹后神经痛的发生。疼痛明显者可选用布洛芬、卡马西平等。外用药治疗：水疱未破时，涂炉甘石洗剂或阿昔洛韦乳膏、喷昔洛韦乳膏等；继发感染者外搽 0.5% 新霉素软膏等。

（四）预防

加强身体锻炼，避免感染、劳累、情绪激动等诱发因素，避免接触水痘、带状疱疹患者。

提示：有自限性；早期积极治疗，预防后遗神经痛的发生。

十一、水痘

（一）病因及发病机制

水痘是由水痘-带状疱疹病毒所引起的急性、具高度传染性的发疹性疾病。其传染性很强，从发病前一日到全部皮疹干燥结痂，均有传染性。主要通过飞沫经呼吸道传播。在农村及偏僻的城乡，已经很多年没有爆发流行，因此现在的青年人群缺乏免疫力。部队新兵来自四面八方，如果遇到水痘患者或无临床症状的隐形感染者，因为没有免疫力而遭致感染发病，所以临床上有时可见散发病例。

（二）临床表现（见彩图 11-1～11-3）

水痘潜伏期 14～16 日。先有发热和全身不适等症状，发病 24 小时内出现皮疹。损害初起为红色小丘疹，1 日后发展为绿豆大小水疱，数目不等，呈椭圆形，周围有红晕，以后干燥结痂而脱落。皮损分批出现，可见有不同期的损害并存。疏散分布，好发于躯干，面、头皮和四肢较少，呈向心性分布，口腔黏膜亦可累及。

（三）治疗

发热期应卧床休息，给以易消化的饮食和充足的水分；热度较高者可给予退热剂；抗病毒药可选用阿昔洛韦、泛昔洛韦或利巴韦林等，连服 5～7 日。外用炉甘石洗剂，水疱破溃者涂以 2% 甲紫液，水疱感染时，用新霉素软膏，忌用糖皮质激素，以防止水痘泛发和加重。

（四）预防

患者需隔离至全部皮疹干燥结痂为止；易感人群接触患者后，应观察 3 周。患者的病室、被服和用具，可采用紫外线照射、通风、曝晒和煮沸等措施进行消毒。建议无感染病史者接种水痘灭毒疫苗。

提示：注意患者隔离；新兵入伍集训期要警惕此病的传播。

十二、风疹

（一）病因及发病机制

风疹是由风疹病毒引起的急性出疹性传染疾病，临床上以前驱期短、低热、皮疹以及耳后、枕部淋巴结肿大为特点。一般病情较轻，病程短，预后良好。但孕妇感染风疹，将会导致胎儿严重损害，引起胎儿先天性风疹综合征。风疹病毒是一种RNA病毒，主要通过飞沫经呼吸道传播，人与人之间也可经密切接触传播。

（二）临床表现（见彩图 12-1～12-2）

经过较短时间的前驱症状期（约 1 天），在软腭等处出现暗红色斑丘疹或淤点，面部出现淡红色斑丘疹，在 24 小时内皮疹迅速扩展到躯干和四肢，1～2 天内皮疹消退，可以在四肢出现皮疹的同时面部皮疹消退。发疹前即出现枕后、颈部、耳后和腋窝等淋巴结肿大，有触痛，但不化脓，数日内自行消退。

（三）治疗

主要的治疗方法是休息和对症治疗，及时处理并发症。

（四）预防

冬春流行季节，室内也要做到通风换气。加强体育锻炼，多做户外活动，提高自身的抗病能力。

提示：风疹病情不严重；注意患者隔离。

十三、麻疹

（一）病因及发病机制

麻疹是一种传染性极强的急性呼吸道传染病，在人口密集而未普种疫苗的地区易流行此病；病原体为麻疹病毒，常见于儿童，目前成人散发麻疹也并不少见。以冬春季患者为多。

（二）临床表现（见彩图 13-1～13-2）

临床表现分为 4 期。潜伏期：约 10 天（6～18 天），在潜伏期内可有轻度体温上升。前驱期：一般为 3～4 天，以高热、上呼吸道卡他症状、眼结膜充血、畏光、Stimson 线及麻疹黏膜斑（Koplik 斑）为主要症状。发疹期：多在发热后 3～4 天出现，体温可突然升高至 40～40.5℃；皮疹为稀疏不规则的红色斑丘疹，直径 2～4 mm，疹间可见正常皮肤；皮疹自上而下发生逐步蔓延全身。恢复期：出疹 3～7 天后，体温下降，皮疹按出疹顺序逐渐消退，留有糠麸状脱屑及色素沉着。临床上还可以见到：轻型麻疹、重症麻疹、无疹型麻疹、异型麻疹、成人麻疹等。严重时可以出现喉气管支气管炎、肺炎、心肌炎等并发症。由于免疫计划的广泛实施及人员流动大，虽然大流行得以控制，但小规模流行时有发生，并表现为年龄后移，成人麻疹、轻型或非典型患者增多，发病季节也后移至 3～5 月份等新的特点。

（三）治疗

保持眼、鼻、口腔及皮肤清洁，对咳嗽、高热、惊厥等症状，给予对症治疗。为了防止继发细菌感染可给予抗生素。麻疹患者要隔离到出疹后 5 天，患者停留过的房间开窗通风至少 20～30 分钟。

（四）预防

患者应卧床休息，给予易消化、营养丰富的饮食，保持室内空气流畅。

提示：此病的病情重，传染性强，患者须及时入院隔离治疗，密切观察同室战友。

十四、传染性软疣

（一）病因及发病机制

传染性软疣俗称水瘊子，由传染性软疣病毒感染所致。通过直接接触传染，也可自体接种，往往在公共浴室或游泳池中被传染。少数可通过性接触传染。

（二）临床表现（见彩图 14-1～14-3）

多见于儿童及青年人，皮损为半球形丘疹，渐增至绿豆大，中央呈脐窝状，表面蜡样光泽，顶端挑破后可挤压出白色乳酪样内容物，称软疣小体。主要好发于躯干、四肢、肩胛、阴囊等处。自觉瘙痒，愈后不留瘢痕。

（三）治疗

经碘伏常规消毒后，用小镊子或止血钳，将损害的软疣小体完全挤出或挑除，再涂以 2% 碘伏或三氯醋酸，并压迫止血。如为传染性软疣继发感染，可用抗生素软膏。也可以用二氧化碳激光、微波等物理方法治疗。

（四）预防

部队官兵集体生活时，应注意消毒衣物，勤洗澡，被褥经常日晒。传染性软疣皮损不宜搔抓，洗澡时勿用尼龙搓澡巾或毛巾用力擦皮肤，以免自身接种或扩散。

提示：此病为接触传染，容易治疗，避免共用浴缸和洗澡巾。

十五、疣

（一）病因及发病机制

疣是由人类乳头瘤病毒（HPV）感染所引起，通常包括寻常疣、扁平疣、跖疣及尖锐湿疣四种，皮肤疣均好发于青少年。在以青年士兵为主要成员的部队中，寻常疣、扁平疣、跖疣是一种常见多发病。通常自觉症状不明显，但手部多发性寻常疣及跖疣可影响士兵军事训练。

（二）临床表现（见彩图 15-1～15-5）

寻常疣好发于手指、手背、足、甲缘、面部。表现为针头至豌豆大小角质增生性丘疹，表面粗糙，触之坚硬，数目不定。跖疣系发生于足底的寻常疣，本病在部队中有很高的发病率，跖疣受压时有剧烈痛感，常影响队列、长跑等军事训练。扁平疣好发于面、手背，有时可见同形反应，为米粒至黄豆大圆形、椭圆形或略带不规则形，边界清楚的扁平丘疹，表面光滑，质坚，皮色、褐色或淡红色。

（三）治疗

疣数目少时，可采用激光、冷冻、微波治疗，也可用 5－氟尿嘧啶（5-FU）软膏或凝胶，0.05%～0.1% 博来霉素损害内注射治疗。数目较多时，合用免疫调节剂，如左旋咪唑、卡介菌素等。

（四）预防

平时加强锻炼，增强身体的免疫力。工作和训练时，避免皮肤破损和浸渍，以防病毒乘虚而入。已发生疣者，忌用剪刀修挖疣体，以免自体接种播散。男性胡须部位患疣时，避免因剃须刮破而播散。

提示：容易自身传播，有自愈性，避免过度物理治疗。

61

十六、脓疱疮

（一）病因及发病机制

脓疱疮俗称"黄水疮"，是一种常见的化脓性皮肤病，主要由凝固酶阳性的金黄色葡萄球菌，其次为链球菌引起，本病主要表现为浅表脓疱和脓痂，可以自体接种或通过接触传染。

（二）临床表现（见彩图 16-1～16-3）

多见于夏秋季。在夏季温暖潮湿的环境下、不注意个人卫生者易患本病。好发于颜面、口周、鼻孔周围及四肢。基本损害表现为成群分布的黄豆大脓疱，疱壁薄，易破溃，破后露出红色糜烂面，脓液干燥后形成蜜黄色结痂、脓疱周围有红晕，可互相融合。自觉有不同程度的瘙痒。

（三）治疗

局部治疗首选雷锌糊外用，也可用莫匹罗星软膏以及红霉素软膏等。皮损广泛，全身症状明显者，可用抗生素治疗及对症处理。

（四）预防

应注意皮肤卫生，夏季勤洗澡，防止感染。发现患者时及时将其隔离，尤其在训练期间。患者接触过的物品要煮沸消毒，防止传染。

提示：此病可接触传染。

十七、丹毒

（一）病因及发病机制

丹毒是一种累及真皮浅层淋巴管的感染，主要致病菌为 A 组 β 溶血性链球菌。诱发因素为手术伤口或鼻孔、外耳道、耳垂下方、肛门、阴茎和趾间的裂隙。皮肤的任何炎症，尤其是有皲裂或溃疡的炎症，为致病菌提供了侵入的途径。轻度擦伤或搔抓、头部以外损伤、不清洁的脐带结扎、预防接种和慢性小腿溃疡均可能导致此病。致病菌可潜伏于淋巴管内，引起复发。

（二）临床表现（见彩图 17-1～17-2）

潜伏期 2～5 天。前驱症状有突然发热、寒战、不适和恶心。数小时到 1 天后出现红斑，并进行性扩大，界限清楚。患处皮温高、紧张，并出现硬结和非凹陷性水肿，受累部位有触痛、灼痛，常见近卫淋巴结肿大，伴或不伴淋巴结炎。也可出现脓疱、水疱或小面积的出血性坏死。好发于小腿、颜面部。丹毒的复发可引起持续性局部淋巴水肿，最后结果是永久性肥厚性纤维化，称为慢性链球菌性淋巴水肿。乳癌患者腋部淋巴结清扫术后由于淋巴淤滞，也易反复患丹毒。

（三）实验室检查

伤口及破损处的拭子，行革兰氏染色和细菌培养；血抗链和血白细胞；下肢丹毒，应行足趾间皮屑真菌检查；面部丹毒，应行鼻旁窦放射线检查。

（四）治疗

1. 系统治疗 首选青霉素，疗程 10～14 天。对青霉素过敏者可选用大环内酯类抗菌药物。复发性丹毒患者在淋巴管炎期间，大剂量抗菌药物治疗有效，但需要继续以间歇性小剂量维持较长时间以取得完全效果。

2. 局部治疗 皮损表面可外用各种抗菌药物。加压治疗可减轻淋巴水肿，有助于预防复发。可辅以物理疗法，如短波紫外线照射等。

3. 外科疗法 对以上治疗方案无效的持续性硬性水肿，可推荐整形外科治疗。

（五）预防

应积极寻找可导致致病菌进入的皮肤病变如湿疹的搔抓、破损或外伤，一旦发现这些皮肤病变应积极治疗。最常见、易被忽视而未予治疗的易感因素是足癣，可成为细菌进入皮肤的门户，应及时治疗。嘱患者勿挖鼻。

提示：及时治疗，防止演变为慢性丹毒。

十八、毛囊炎

（一）病因及发病机制

本病为整个毛囊细菌感染发生的化脓性炎症。病原菌主要是葡萄球菌，有时也可分离出表皮葡萄球菌；不清洁、搔抓及机体抵抗力低下可为本病的诱因。

（二）临床表现（见彩图 18-1 ~ 18-3）

好发于成人多毛的部位，部队官兵多为青年人，比较好发；在小儿则好发于头部，其皮疹有时可互相融合，愈后可留有小片状秃发斑。皮疹起初为与毛囊口一致的红色充实性丘疹或由毛囊性脓疱开始，以后迅速发展并演变成丘疹性脓疱，中间贯穿毛发，四周红晕有炎症，继而干燥结痂；一般不留瘢痕。有的反复发作，多年不愈，有的也可发展为深在的感染，形成疖、痈等；皮疹数目较多，孤立散在，自觉轻度疼痛。

（三）治疗

可酌情选用抗生素，局部可用莫匹罗星软膏、夫西地酸乳膏膏或碘伏外涂，也可用紫外线或者半导体激光照射治疗。

（四）预防

应注意生活规律、睡眠充足，少辛辣，注意清洁，避免搔抓。

提示：养成良好的生活方式。

十九、猩红热

（一）病因及发病机制

猩红热为 A 群溶血性链球菌感染引起的急性呼吸道传染病。本病一年四季都有发生，尤以冬春之季发病为多。多见于儿童，尤以 5 ~ 15 岁居多，成人也有发病。病原菌及其毒素等产物在侵入部位及其周围组织引起炎症和化脓性变化，并进入血循环，引起败血症，致热毒素引起发热和红疹。主要病理变化是皮肤真皮层毛细血管充血、水肿，表皮有炎性渗出，毛囊周围皮肤水肿、上皮细胞增生及炎性细胞浸润，表现为丘疹样鸡皮疹，恢复期表皮角化、坏死，大片脱落。少数可见中毒性心肌炎，肝、脾、淋巴结充血等变化。

（二）临床表现（见彩图19-1～19-2）

其临床特征为发热、咽峡炎、全身弥漫性鲜红色皮疹和疹退后明显的脱屑。少数患者患病后由于变态反应而出现心、肾、关节的损害。潜伏期2～5天，也可少至1天，多至7天。起病急剧，突然高热、头痛、咽痛、恶心、呕吐等。若细菌是从咽部侵入的，则扁桃体红肿，可有灰白色易被擦去的渗出性膜，软腭黏膜充血，有点状红斑及散在性瘀点。发病初期，出疹之前即可见舌乳头红肿肥大，突出于白色舌苔之中，称为"草莓舌"。3～4天后，白色舌苔脱落，舌色鲜红，舌乳头红肿突出，状似杨梅，称"杨梅舌"，同时伴有颌下淋巴结肿大。

1. 前驱期 多数骤起畏寒、发热，重者体温可升到39～40℃，伴头痛、咽痛、食欲减退、全身不适、恶心和呕吐。婴儿可有谵妄和惊厥。咽红肿，扁桃体上可见点状或片状分泌物。软腭充血水肿，并可有米粒大的红色斑疹或出血点，即黏膜内疹，一般先于皮疹而出现。

2. 出疹期 皮疹为猩红热最重要的症候之一。多数自起病第1～2天出现。偶有迟至第5天出疹。从耳后、颈底及上胸部开始，1天内即蔓延及胸、背、上肢，最后及于下肢，少数需经数天才蔓延及全身。典型的皮疹为在全身皮肤充血发红的基础上散布着针帽大小，密集而均匀的点状充血性红疹，手压全部消退，去压后复现。偶呈"鸡皮样"丘疹，中毒重者可有出血疹，患者常感瘙痒。在皮肤皱褶处如腋窝、肘窝、腹股沟部可见皮疹密集呈线状，称为"巴氏线（pastia lines）"。面部充血潮红，可有少量点状皮疹，口鼻周围相形之下显得苍白，称"口周苍白圈"。病初起时，舌被白苔，乳头红肿，突出于白苔之上，以舌尖及边缘处为显著，称为"草莓舌"。

2~3天后白苔开始脱落，舌面光滑呈肉红色，并可有浅表破裂，乳头仍突起，称"杨梅舌"。皮疹一般在48小时内达到高峰，2~4天可完全消失。重症者可持续5~7天甚至更久。颌下及颈部淋巴结可肿大，有压痛，一般为非化脓性。此期体温消退，中毒症状消失，皮疹隐退。

3. 恢复期　退疹后一周内开始脱皮，脱皮部位的先后顺序与出疹的顺序一致。躯干多为糠状脱皮，手掌足底皮厚处多见大片膜状脱皮，甲端皲裂样脱皮是典型表现。脱皮持续2~4周，严重者可有暂时性脱发。

（三）实验室检查

白细胞数增高，嗜中性粒细胞占80%以上。红疹毒素试验早期为阳性。咽拭子、脓液培养可获得A组链球菌。

（四）治疗

1. 抗生素疗法　青霉素是治疗猩红热和一切链球菌感染的常选药物，早期应用可缩短病程、减少并发症，病情严重者可增加剂量。彻底消除病原菌、减少并发症，疗程至少10天。对青霉素过敏者可用红霉素，疗程7~10天。

2. 对症治疗　高热时，可用较小剂量退热剂，或用物理降温等方法。大龄患儿咽痛时，可用生理盐水漱口等。

提示：此病为呼吸道传染病，患者须住院隔离治疗，密切观察同室战友。

二十、癣

（一）病因及发病机制

手足癣是致病性皮肤丝状真菌在手足部位引起的皮肤病。部队官兵在外野营驻训、行军拉练时，由于卫生条件较差，加之训练和作业时穿着胶鞋，汗液不易挥发，这成为部队人群该病高发的重要原因。体癣是由致病性真菌寄生在人体的光滑皮肤上（除手、足、毛发、甲板以及阴股部以外的皮肤）所引起的浅表性皮肤真菌感染，统称为体癣。接触患者或接触被患者污染的澡盆、浴巾等可致病。若患者原有手癣、足癣、股癣、甲癣、头癣等，可因搔抓蔓延形成体癣。股癣为发生于腹股沟、会阴和肛周的皮肤癣菌病。部队官兵在夏季训练时由于天气闷热、出汗多，野外卫生条件差，股癣发病率较高，可通过毛巾、衣服、共用浴盆等发生局限性流行。甲癣是指由皮肤癣菌侵犯甲板或甲下所致的病变，常继发于手足癣或外伤。

（二）临床表现（见彩图 20-1~20-7）

足癣表现为足跖有明显的小片状脱屑，呈弧形或环状，附于皮损的边缘，当寄生真菌繁殖活跃时，可在增厚的基础上发生红斑、丘疹，此时可有痒感；手癣的临床表现与足癣基本相似，常以丘疹鳞屑型、角化过度型为常见；体癣多见于面部、躯干和上肢，典型损害为环状或多环状红色斑片，表面有鳞屑，边界清楚，边缘上有丘疹和丘疱疹，逐渐扩展，而中心消退，留有轻度色素沉着，自觉瘙痒；股癣常发生于阴囊对侧的大腿皮肤，一侧或双侧，初于股上部内侧出现小片红斑，其上有脱屑，并逐渐扩展而向四周蔓延，边界清楚，其上有丘疹、水疱、结痂，中央部位可自愈，有色素沉着或脱屑，严重者常扩展至股内侧、会阴或肛门周围，其下缘多甚清晰；甲癣有两种临床类型：一种表现为白甲，常先从甲根开始，甲板表面出现小白点，逐渐扩大，另一种为甲下型甲癣，损害先从甲游离缘和侧壁开始，使甲板出现小凹陷或甲横沟，逐渐发展至甲板变脆，易碎，增厚，呈黄褐色。

（三）治疗

手癣、足癣、股癣、体癣以外用药物为主，包括复方水杨酸酊剂、联苯苄唑乳膏及特比萘芬软膏等，对泛发者可内服伊曲康唑、特比萘芬等，疗程 1~2 周。对局限性远端甲真菌病

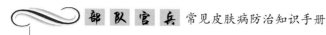

患者，应先去除病甲，外用 30% 冰醋酸或 2.5% 碘酊，每日 2 次，坚持半年以上，而且病甲要不断清除，直至正常甲完全长出；对于多个指趾甲病变，可口服特比萘芬或口服伊曲康唑，疗程 3~4 个月。

（四）预防

常洗手足；减少搔抓；保持干燥；经常扑足粉；对患者原有的手、足癣、股癣、甲癣等进行积极的治疗；要避免间接接触患者用过的浴盆、毛巾等，并对该类公共用具做定期的清洗消毒。集体生活的人员，如在野外驻训的部队官兵，更应注意。

提示：保持局部干燥、清洁最重要。

二十一、花斑糠疹

（一）病因及发病机制

花斑糠疹曾称花斑癣，俗称汗斑，是一种由马拉色菌种所致的皮肤轻度炎症，常无症状。高温、潮湿为诱发因素，夏季部队训练期间发病率较高。

（二）临床表现（见彩图 21-1~21-2）

皮损好发于前胸、上背、腋窝、颈和腹股沟区。初起为许多细小斑点，很快其上脱屑区扩大，融合成环状并可见脱色斑点。有时可呈黄棕或暗棕色斑片，多数皮疹边缘较清楚，黄豆大小，疏散而常较密集，一般不高出皮面，有光泽，微微发亮，有点像衬衣上的汗渍，故称汗斑。当皮损好转或入冬处于不活动状态，皮屑减少或消失，可遗有暂时性色素减退斑。

（三）治疗

治疗以外用药物为主，可用 1% 益康唑霜、1% 酮康唑霜、特比萘芬霜，疗程共需 10~14 天。

（四）预防

患者用过的内衣、汗衫、背心、被单、枕套、席子等，都需要进行严格的灭菌消毒（煮沸或甲醛熏蒸）。消毒不彻底，往往是复发的根源。紫外线不能杀灭此类病菌，可选用2%酮康唑香波浸泡衣物。

提示：夏季时用酸性液体（如食醋）擦洗有预防意义。

二十二、糠秕孢子菌性毛囊炎

（一）病因及发病机制

糠秕孢子菌性毛囊炎是由糠秕马拉色菌引起的毛囊性皮肤真菌病。该病夏季发病率较高，近几年在夏季训练的部队官兵中的发病率有上升趋势。

（二）临床表现（见彩图22-1～22-2）

本病多见于中青年，夏日多见。好发于皮脂腺丰富的部位，如上背部、胸前、双肩、颈部，少数见于前臂、小腿和面部，腹部有时亦会发生。皮损为毛囊性红色丘疹、丘脓疱疹或脓疱，直径2～4 mm。有不同程度瘙痒。往往并发花斑糠疹、面部痤疮。

（三）治疗

可外用5%水杨酸酒精、酮康唑、联苯苄唑霜或用含上述成分的香波洗浴等。严重者口服特比萘芬片，连服2周。

（四）预防

患者应经常换洗衣物并清洁消毒，可用酮康唑香波或联苯苄唑香波浸泡衣物消毒。

提示：最好全身应用抗真菌药治疗，使用抗细菌药效果不佳。

第三节　寄生虫、动物、昆虫性皮肤病

二十三、疥疮

（一）病因及发病机制

疥疮（图 23-1）是人型疥螨寄生在人体皮肤表皮层内所引起的慢性传染性皮肤病。主要通过密切接触传染，传染性很强，所以好发生于家庭中或群集发生于集体生活的人群。疥虫离开人体能生活 2～3 天，因此使用患者用过的衣服、被褥、鞋袜、帽子、枕巾等也可间接传染。

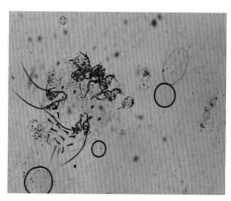

图 23-1　疥螨（成虫、虫卵）

（二）临床表现（见彩图 23-2～23-4）

皮损特征：指（趾）间、腕屈侧、腋下、乳房、股内侧、下腹部、阴部可见粟粒大红色丘疹，明显抓痕、血痂，慢性皮损可见疥疮结节。夜间剧烈瘙痒。

（三）治疗

局部治疗：可选用 10%～20% 的硫黄霜或优力肤，全身涂抹，每日 1~2 次，连续 3 天。消毒污染衣物：可以用"84消毒液"稀释后浸泡 30 分钟或开水煮沸 5 分钟，日光照射晾晒 3 天。全身治疗：瘙痒严重者可以使用止痒、抗过敏药物。

（四）预防

发现此类患者应及时隔离、彻底治疗；注意个人清洁卫生，经常洗澡、换衣、曝晒内衣、被褥；不睡卧他人床铺，不用他人衣、被，不和患者同居；出差后及时清理个人卫生。

提示：此病为接触性传染病，传染性强，应对患者及值班共用衣被彻底消毒。

二十四、阴虱

（一）病因及发病机制

阴虱（图 24-1）是虱病的一种，是由寄生在人体阴毛和肛门周围体毛上的阴虱叮咬附近皮肤，而引起瘙痒的一种接触性传染性寄生虫病。通常由性接触传播为主，常为夫妇共患。本病为传染病，可因配偶有不洁性接触史，或在外住宿接触了被阴虱患者污染的床单、浴巾、马桶等而患病。阴虱病的病原体是一种体外寄生虫——阴虱。阴虱的幼虫和成虫都依靠吸人血为生。阴虱一般不离开阴毛部，只有当性交时阴虱才离开原宿主，传染至新的宿主。

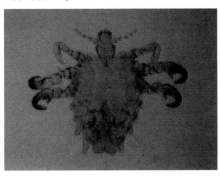

图 24-1 阴虱

（二）临床表现（见彩图24-2）

患者主要的发病部位在阴毛区和肛周附近，也可见于腋毛、胸毛区。常见的自觉症状为剧烈瘙痒，晚间为甚，主要局限于耻骨部，也可累及肛周、下腹部、腋部、睫毛及小腿，其配偶或性伴可有类似症状。可见阴毛上黏附有灰白色砂粒样颗粒（虱卵）和缓慢移动的阴虱，阴虱也可一半钻入皮内，一半露于皮外，皮损为抓痕及血痂，或散在片状蓝色出血淤斑。患者内裤上常有点状污褐色血迹，为阴虱吸血处出血所致，过度搔抓可继发毛囊炎和疖。

（三）检查

本病特征有：瘙痒、红疹、青色淤斑。通常无需实验室检查，必要时可在显微镜或放大镜下观察阴虱成虫或虫卵，再进行辨认。

（四）治疗

1. 治疗原则　早期诊断，及时治疗；治疗方案须个体化；规则治疗并随访；追查传染源，进行检查和治疗；性伴侣应同时进行检查和治疗。

2. 治疗方案　理想的治疗药物应能同时有效杀灭阴虱成虫和虫卵。治疗前应让患者剃去阴毛，同时应将内衣、床单和被褥等用开水浸泡杀虫。药物治疗可以选用林旦洗剂、香波或霜剂，马拉硫磷洗剂，扑灭司林，硫黄软膏，25%苯甲酸苄酯乳剂等；若瘙痒剧烈，可用抗组胺剂以缓解瘙痒；如继发细菌感染，则应用抗生素。

3. 治愈标准　患者在首次治疗后4～7天应做随访，症状消失、体检无虱及虫卵，即可判断为治愈。有时瘙痒可持续一段时间，主要是由于变态反应所致，可予以对症处理，但不影响判断为治愈。此病预后良好。

（五）预防

1. 控制传染源　如发现阴虱患者除及时治疗外，还应追踪传染来源，特别是对其性伴侣，应予以检查治疗。对患者使用的衣物、床上用品和污染物应煮沸灭虱或用熨斗熨烫。夫妻双方若有一人染病，通常会传染给另一个，患病后夫妻二人应同时检查有否有阴虱及其他性传播性疾病的存在，以便同时治疗。

2. 切断传播途径　要搞好个人卫生，避免不洁性交。出差旅行时，不用公用浴巾，不穿他人内裤，不与他人共用卧具。讲究卫生，勤洗浴。

提示：避免不洁性接触，性伴侣同治。

二十五、蜂蜇伤

（一）病因及发病机制

蜂蜇伤是由有毒蜂叮咬引起的皮肤损害，一般是表现局部红肿和疼痛，数小时后自行消退，一般无全身症状。重者伴有全身反应。

（二）临床表现（见彩图 25-1～25-2）

有蜂蜇病史。皮疹主要发生于暴露部位。皮疹为出血性淤点、丘疱疹或风团，重者呈大片红肿及水疱。自感灼痛或瘙痒，严重的可伴发热、畏寒、头痛、头晕、恶心、呕吐、血压下降，反应重者可出现全身性痉挛、昏迷、肺水肿、心脏及呼吸麻痹，以至出现休克造成死亡。

（三）治疗

被蜂蜇后，应立即拔出毒刺，用小针挑拨或胶布粘贴法取出蜂刺，将毒液吸出但不要挤压。伤口周围用 1% 普鲁卡因5ml 或 1% 盐酸依米丁溶液行环状封闭；轻者可涂抹肥皂；其他如季德胜蛇药片水解后外搽，小苏打液、醋酸铝液湿敷等。3%～10%稀氨溶液（氨水）或肥皂水外涂也可减轻疼痛。蜜蜂蜇伤可用弱碱性溶液（如2%～3%碳酸氢钠、肥皂水、淡石灰水等）外敷，以中和酸性毒素；黄蜂蜇伤则需要弱酸性溶液（如醋、0.1%稀盐酸等）中和。有休克等严重全身反应者要立即抢救，1∶1 000肾上腺素0.3～0.5 ml皮下注射，氢化可的松100～200 mg静脉滴注。中医疗法：鲜马齿苋或夏枯草捣烂敷于患部。

（四）预防

1. 搞好环境卫生，清除周围杂草。
2. 野外工作时，应掌握蜂的生活习性，注意防范。

提示：被蜂蜇后，应立即拔出毒刺，用肥皂水清洗，可以就地寻找一些马齿苋、蒲公英、芦荟等中药材研碎敷于患处；情况危重时，应送至急诊。

第四节　物理和职业性皮肤病

二十六、日光性皮炎

（一）病因及发病机制

日光性皮炎，又称日晒伤，为人体局部皮肤在短时间内过度接受日光中的 UVB（中波紫外线）照射后，发生的急性光毒性反应。皮肤暴晒处易发生红斑、水肿，甚至水疱，常发生于夏季皮肤被晒黑之前。夏季部队训练时发病率较高。

（二）临床表现（见彩图26-1）

日晒数小时至十余小时后，暴露部位的皮肤迅速发生弥漫性红斑，鲜红色，较重时可伴水肿。严重者除红斑、肿胀外可发生水疱，个别患者可伴发眼结膜充血，眼睑水肿，自觉烧灼感、疼痛。若日晒面积广时，可引起全身症状，如发热、畏寒、头痛、乏力、恶心和全身不适等，甚至心悸、谵妄或休克。

（三）治疗

有全身症状者，可口服抗组胺药和少量镇静剂，并采取补液及其他对症处理措施。外用药物首选非类固醇抗炎药，如 0.5%～2.5% 吲哚美辛溶液或氟芬那酸丁酯软膏，可迅速缓解症状。外用皮质激素霜、炉甘石洗剂或振荡洗剂。还可用冰牛奶局部湿敷。对已发生浅Ⅱ°灼伤的病例，有大、小水疱者可用无菌注射器抽出水疱内液体，局部涂抹消炎膏，一般创面不宜包扎。

（四）预防

经常参加室外活动，不断增强皮肤对光线的耐受性，是预防本病发生的关键。

提示：特殊体质者，需要逐渐适应光照。注意户外训练前采取防晒措施。

二十七、痱子

（一）病因及发病机制

因高温或工作环境炎热，在全身或局部皮肤形成的浅表炎症反应。由于环境中的气温高、湿度大，出汗过多不易蒸发，汗液浸渍表皮角质层，致使汗腺导管口闭塞，汗腺导管内汗液潴留后因内压增高而发生破裂，汗液渗入周围组织引起刺激，于汗孔处发生疱疹和丘疹。

（二）临床表现（见彩图 27-1）

根据皮疹不同，临床上常见有以下 4 种类型：红色粟粒疹、晶形粟粒疹、脓疱性粟粒疹和深部粟粒疹。临床上以红色粟粒疹多见。好发于手背、肘窝、颈、胸、背、腹围、腘窝、臀部。表现为圆而尖形的针头大小密集的丘疹或丘疱疹，有轻度红晕。皮疹常成批出现。自觉轻微烧灼及刺痒感，皮疹消退后有轻度脱屑。

（三）治疗

局部治疗可用滑石粉外扑或炉甘石洗剂外涂，脓痱者则外用2%鱼石脂炉甘石洗剂效果好。

（四）预防

夏暑季节特别训练的士兵常驻扎在野外，条件差，故必须加强室内通风及散热。衣着宜宽大，及时更换汗湿衣服；经常保持皮肤清洁干燥，常用干毛巾擦汗或用温水洗澡后撒布粉剂。避免搔抓，防止继发感染。

提示：保持局部皮肤干燥。

二十八、冻疮

（一）病因及发病机制

冻疮是一种发生于寒冷冬季的末梢部位皮肤局限性瘀血性红斑性疾病。病程缓慢。气候转暖后自愈，易复发。在新兵训练期间和高原部队中的发生率较高。患者常有末梢循环较差的素质，在寒冷潮湿的环境中容易发病。另外，自主神经功能紊乱、营养不良、贫血、内分泌障碍、鞋袜过紧或缺乏运动等可助长冻疮的发生。

（二）临床表现（见彩图28-1~28-2）

冻疮在冬季发生，好发于手指、手背、足部及耳郭等末梢部位。为局限性充血性红斑，边界不清，中央发紫，边缘鲜红色，皮温低。瘙痒剧烈，受热后加剧。如受冻较久，局部组织缺氧及细胞受损则严重，损害表面可发生水疱，破裂形成糜烂或溃疡，愈后留色素沉着或萎缩性瘢痕。

（三）治疗

可口服烟酸等血管扩张药；口服维生素 E 对寒冷性多型红斑有效；口服赛庚啶或雷公藤均能缩短病程。外涂辣椒酊、冻疮软膏等有一定效果。另外，用茄子根水煎液泡手足也是一种方便、经济的治疗方法。

（四）预防

注意加强体育锻炼，促进血液循环；入冬时注意全身和局部的保暖和干燥；鞋袜不宜过紧，受冻部位不宜立即烘烤或用热水浸泡。在部队中施行耐寒训练，可减少冻疮的发生。

提示：冬季时注意保暖防潮。

二十九、鸡眼

（一）病因及发病机制

鸡眼是由于局部皮肤长期受到挤压摩擦而造成增生的角质层，形如圆锥体嵌入皮内，尖顶突入真皮中压迫神经末梢，局部一旦受压或受挤就会引起明显的疼痛。本病多因穿过紧的鞋子或足骨畸形致使足部皮肤长期受刺激而引起。在部队官兵中的发病率高。

（二）临床表现（见彩图29-1～29-4）

鸡眼呈豆大或更大，表面光滑与皮面平或稍隆起，边界清楚，呈淡黄或深黄色，中心有倒圆锥状的角质栓，嵌入真皮。由于其尖端压迫神经末梢，故行走时引起疼痛。鸡眼多见于足跖前中部、小趾外侧或拇趾内侧缘，也见于趾背。

（三）治疗

采用二氧化碳激光、皮肤微波或冷冻治疗。也可用鸡眼膏外贴，一般 3～5 天换药一次，每次换药前清除残留药粉后，用热水泡足，刮去软化的角质，直至鸡眼被全部剔除。

（四）预防

穿宽松、大小合适且柔软的鞋，或以有孔的小片海绵垫保护局部避免受压；运动完后多用热水泡脚，增加其血液循环。

提示：避免足部受到长时间摩擦和挤压；CO_2激光等烧灼类物理方法慎用。

三十、手足皲裂

（一）病因及发病机制

手足皲裂是指由各种原因引起的手足部皮肤干燥和裂纹，伴有疼痛，严重者可影响日常生活和工作。本病既是一些皮肤病的伴随症状，也是一种独立的皮肤病。内因：角质层较厚，在掌跖等部位特厚，易发生开裂，掌跖无毛囊和皮脂腺，在冬季气温低和湿度较小时，缺乏皮脂保护的皮肤便容易发生开裂；另外老年人、鱼鳞病和角化症患者等，皮肤易干燥，角质层增厚，在一些外界因素影响下更易发病。外因：手足暴露在外，经常接触各种物质，导致干燥、摩擦、外伤等，易于受到酸、碱、有机溶媒溶脂作用，以及真菌、细菌等侵入引起感染。在生活、劳动、训练时，局部皮肤因大幅度动作而受到牵拉，易发生皮肤皲裂。

（二）临床表现（见彩图30-1~30-2）

手足皲裂好发于秋冬季节。皮疹分布于指屈侧、手掌、足跟、足跖外侧等角质层增厚或经常摩擦的部位，临床表现为沿皮纹发展的深浅、长短不一的裂隙，皮损可从无任何感觉到轻度刺痛或中度触痛，甚至灼痛并伴有出血。

（三）治疗

若在冬季保护措施得当，本病可痊愈。一旦皮肤形成开裂，则治疗困难。

1. 保持手足部皮肤的清洁、干燥，冬季外出时使用油脂保护，并加强保暖；

2. 如合并足癣、湿疹、鱼鳞病等，应同时进行治疗；

3. 外用1%尿囊素乳膏，可去除角质、刺激上皮增生，减轻或解除疼痛；

4. 外用愈裂贴膏、甘油搽剂、15%尿素软膏等药。如果皲裂严重到出血、灼痛的程度，宜用热水将患处泡软，使皮肤滋润，用刀片将过厚的角质削薄，然后再外用药物。

提示：注意保暖，使用油脂类护肤品。

第五节　神经功能障碍性皮肤病

三十一、神经性皮炎

（一）病因及发病机制

神经性皮炎又名慢性单纯性苔藓，是一种以阵发性剧痒及皮肤苔藓样变为特征的慢性炎症性皮肤病。本病可能是由于大脑皮质兴奋和抑制功能失调所致。精神紧张、睡眠不足、内分泌紊乱、胃肠功能障碍、食辛辣食物、饮酒、局部毛织品的刺激等均可以成为本病发病的诱因。

（二）临床表现（见彩图31-1~31-4）

本病好发于中青年人和成年人，慢性病程，容易复发。局限型皮损多发生于颈项部、眼睑、肘部、腰骶等部位。泛发型多广泛分布于头皮、躯干、四肢。皮疹表现为大小不等的斑块，肥厚革化，皮纹加深、皮嵴隆起，呈淡红或褐黄色，附少量鳞屑，伴有抓痕、血痂。反复搔抓可增厚、扩展、融合，发展成苔藓样斑块。本病伴有阵发性剧烈瘙痒，夜间加重。

（三）治疗

可内服抗组胺药如氯苯那敏、赛庚啶等，因有嗜睡反应，可睡前服用；可任选一种二代抗组胺药如盐酸西替利嗪、氯雷他定等，嗜睡作用较小。此外可配合葡萄糖酸钙、维生素 B_1 等辅助治疗。局部治疗可适当外用各种类型的糖皮质激素，如氟轻松（肤轻松）、地塞米松、艾洛松等软膏，但大面积的皮损要尽量少用激素。

（四）预防

首先是让患者解除精神紧张，限制烟酒、浓茶及辛辣刺激食物，避免搔抓、摩擦、热水洗烫等加重及诱发因素。

提示：避免搔抓。

三十二、瘙痒症

（一）病因及发病机制

瘙痒是一种仅有皮肤瘙痒而无原发性皮肤损害的皮肤病症状。根据皮肤瘙痒的范围及部位，一般分为全身性和局限性两大类。全身性瘙痒症常为许多全身性疾病的伴发或首发症状，如尿毒症、胆汁性肝硬化、甲状腺功能亢进或减退、糖尿病、恶性肿瘤及神经精神性瘙痒等。全身性瘙痒症的外因与环境因素（包括湿度、季节、工作环境中的生物或化学物质刺激）、外用药物、用碱性强的肥皂以及患者皮肤的皮脂腺与汗腺分泌功能减退致皮肤干燥等有关。局限性瘙痒症的病因有时与全身性瘙痒相同，如糖尿病。肛门瘙痒症多与蛲虫病、痔核、肛瘘等有关。女性阴部瘙痒症多与白带、阴道毛滴虫病、阴道真菌病、淋病及宫颈癌有关。阴囊瘙痒症常与局部皮温高、多汗、摩擦、真菌感染有关。瘙痒的发生主要是由化学介质如组胺、P 物质、激肽和蛋白酶等的释放所引起。

（二）临床表现（见彩图 32-1～32-2）

1. 全身性瘙痒症 多见于成人，瘙痒常从一处开始，逐渐扩展到全身。常为阵发性，尤以夜间为重，严重者呈持续性瘙痒伴阵发性加剧，饮酒、咖啡、茶、情绪变化、辛辣饮食刺激、机械性搔抓、温暖被褥、甚至某种暗示都能促使瘙痒的发作和加重。常继发抓痕、血痂、色素沉着，甚至出现湿疹样变、苔藓样变、脓皮病以及淋巴管炎和淋巴结炎。

（1）老年性瘙痒症：多发于老年人，常以躯干皮肤最痒，多因皮脂腺功能减退、皮肤干燥等因素所致，女性患者可能是绝经综合征的一种表现。

（2）冬季瘙痒症：多见于成年人，儿童也可发病。多发生于秋末和冬季气温急剧变化时，患者常在进入温暖的室内或睡前脱衣时，便开始瘙痒。

（3）夏季瘙痒症：常以湿热为诱因而引起瘙痒，夏日汗液增多可使瘙痒加重。

2. 局限性瘙痒症

（1）肛门瘙痒症：多见于中年男性，患蛲虫病的儿童也可患病。瘙痒一般局限于肛门及其周围皮肤，有时可蔓延至会阴、女阴和阴囊。因经常搔抓可出现肛门皮肤肥厚，亦可呈苔藓样变或湿疹样变等继发性损害。

（2）阴囊瘙痒症：瘙痒主要局限于阴囊，有时也可累及阴茎、会阴和肛门。由于不断搔抓，引起苔藓样变、湿疹样变及继发感染等。

（3）女阴瘙痒症：瘙痒常发生于大、小阴唇。因不断搔抓，阴唇部常有皮肤肥厚及浸渍，阴蒂及阴道黏膜可有红肿及糜烂。

（三）治疗

1. 外用治疗 低 pH 的清洁剂和润滑剂；冷却剂和局部麻

醉药包括薄荷脑、樟脑、石炭酸，局麻药利多卡因和丙胺卡因的混合物；外用抗组胺药和糖皮质激素等。

2. 系统治疗 抗组胺药、钙剂、维生素C、硫代硫酸钠及镇静催眠等药物，可根据病情选择使用。全身性瘙痒症可用盐酸普鲁卡因静脉封闭。

3. 物理治疗 紫外线光疗对炎症性皮肤病及尿毒症、原发性胆汁淤积和真行红细胞增多症等系统疾病引起的瘙痒有效。

（四）预防

寻找病因，加以避免是防治的关键。避免用搔抓、摩擦及热水烫洗等方法止痒。生活应规律，衣着松软，不要沐浴过勤。避免饮酒、喝浓茶及食用辣椒、胡椒及芥末等辛辣刺激食品。精神紧张及情绪不安的患者应注意休息，适当改变不良的生活环境。

提示：积极寻找病因。

三十三、结节性痒疹

（一）病因及发病机制

结节性痒疹是一种慢性炎症性皮肤病，以剧痒和结节性损害为特征。病因与昆虫叮咬、胃肠功能紊乱、内分泌代谢障碍及神经、精神因素有关。本病女性多见。皮损好发于四肢，也可见于腰臀部，最多见于小腿伸侧。

发生原因尚未明确，部分患者见于蚊虫、臭虫或其他虫类叮咬之后发病，与肠胃功能紊乱及内分泌障碍也可能有一定关系。有人认为本病是局限性慢性单纯性苔藓的变性或不典型的结节性局限性慢性单纯性苔藓。

（二）临床表现 （见彩图33-1～33-3）

初期为针帽至米粒大的丘疹，逐渐增大成为绿豆至黄豆大、半球形、坚实隆起皮肤表面的丘疹与结节，顶端角化明显，呈疣状外观，表面粗糙，呈褐色或灰褐色，散在孤立，触之有坚实感。由于剧烈搔抓，发生表皮剥脱、出血及血痂。结节周围的皮肤有色素沉着或增厚，呈苔藓样变。结节好发于四肢，尤以小腿伸侧为显著，偶尔可发生于背部。数目不等，可几个至数十个以上，有时呈条状排列。慢性经过，可长期不愈。

（三）治疗

1. 一般治疗　改善卫生条件，防止昆虫叮咬，去除有关诱因，避免局部刺激。

2. 结节性痒疹的常用治疗方法

（1）局部治疗：可外用各种剂型的糖皮质激素或焦油类制剂，角化显著者，可外贴含醋酸曲安奈德及新霉素的肤疾宁等硬膏。局部封闭治疗的注射方法参见慢性单纯性苔藓。

（2）全身治疗：抗组胺药以及镇静催眠药的应用同慢性单纯性苔藓，根据瘙痒的严重程度可单独也可联合应用。必要时使用免疫抑制剂，如环孢素 A 与硫唑嘌呤治疗顽固性结节性痒疹，有一定疗效。皮损增生明显、质硬者，可口服维胺酯或异维 A 酸。

（3）物理疗法：冷冻、电烙、激光疗法等物理疗法都有一定疗效。

提示：防蚊虫叮咬。

第六节　红斑和丘疹鳞屑性皮肤病

三十四、多形红斑

（一）病因及发病机制

多形红斑为急性炎症性皮肤病，有自限性；皮疹多形，有红斑、丘疹、风团、水疱等，特征性皮损为靶形损害即虹膜状皮疹，有不同程度黏膜损害，少数有内脏损害。本病春秋季好发，男性略多于女性，以 10～30 岁发病率最高，20% 为青少年。相关的因素包括有感染、药物、接触物、内脏疾病等。

（二）临床表现（见彩图 34-1～34-3）

前驱症状有头痛、发热、四肢倦怠、食欲缺乏、关节和肌肉酸痛、扁桃体炎及呼吸道感染等症状。皮疹多形，有红斑、丘疹、风团、水疱、大疱和紫癜等。临床分 3 型：

1. 红斑丘疹型 最常见，为轻症型，多与单纯疱疹病毒感染有关。皮疹以红斑、丘疹为主，亦见风团，分布于四肢末端伸侧面。充分发展的红斑可形成靶形损害。皮疹光照后加重，可出现同形反应，有轻度瘙痒，黏膜损害轻，常局限于口腔黏膜。

2. 局限水疱型 介于轻症和重症之间。皮疹以水疱为主，红斑中央有水疱或红斑为水疱围绕，皮疹数目不多，局限于四肢末端部位，有黏膜损害。

3. 重症型 发病前有前驱症状，红斑数目多，主要分布于四肢，常扩散至躯干，有多数典型的靶形损害，有发热，黏膜损害严重，可累及 2 个部位的黏膜。全身浅表淋巴结增大。

（三）治疗

1. 病因治疗 病因明确者，针对病因治疗。

2. 局部治疗 对皮损清洁、保护、止痒，可局部使用温和的外用药，如植物油、炉甘石洗剂、氧化锌油剂、硅油霜、糖皮质激素软膏等。口腔病变者，应用含漱剂，保持口腔清洁。眼部病变者，及时到眼科会诊。肛门、尿道口及外生殖器部位，可用 0.05% 氯己定液清洁。有感染时及时应用抗生素。

3. 全身治疗

口服抗组胺药、多种维生素，重症者补充水分和营养，保持水、电解质的平衡。对重症型病例早期、短程、系统应用糖皮质激素可及时控制病情发展，减轻症状和缩短病程。

提示：积极查找病因。

三十五、银屑病

（一）病因及发病机制

银屑病俗称牛皮癣，是一种慢性炎症性皮肤病，病程较长，有易复发倾向，有的病例几乎终生不愈。该病发病以青壮年为主，对患者的身体健康和精神心理影响较大。临床表现以红斑，鳞屑为主，全身均可发病，以头皮、四肢伸侧较为常见，多在冬季加重。有关本病的病因虽然进行过许多研究，但至今尚不十分清楚。目前认为，本病的发生不是单一的原因，可能涉及多方面因素，包括：遗传因素、感染因素、免疫异常、内分泌因素、精神神经因素等。

（二）临床表现（见彩图 35-1～35-10）

1. 寻常性银屑病　为最常见的一种类型，多急性发病。典型表现为边界清楚、形状大小不 ·的红斑，周围有炎性红晕。稍有浸润增厚。表面覆盖多层银白色鳞屑，鳞屑易于刮脱，刮净后呈淡红发亮的半透明薄膜，刮破薄膜可见小出血点（Auspitz 征）。皮损好发于头部、骶部和四肢伸侧面。部分患者自觉不同程度的瘙痒。

2. 脓疱性银屑病　较少见，分为泛发型和掌跖型。泛发性脓疱性银屑病是在红斑上出现群集性浅表的无菌性脓疱，部分可融合成脓湖。全身均可发病。以四肢屈侧和皱褶部位多见，口腔黏膜可同时受累。急性发病或突然加重时常伴有寒战、发热、关节疼痛、全身不适和白细胞计数增多等全身症状。多呈周期性发作，在缓解期往往出现寻常型银屑病皮损。掌跖脓疱病皮损局限于手足，对称发生，一般状况良好，病情顽固，反复发作。

3. 红皮病性银屑病 又称银屑病性剥脱性皮炎，是一种严重的银屑病。常因外用刺激性较强药物，长期大量应用糖皮质激素，减量过快或突然停药所致。表现为全身皮肤弥漫性潮红、肿胀和脱屑，伴有发热、畏寒、不适等全身症状，浅表淋巴结肿大，白细胞计数增高。

4. 关节病性银屑病 又称银屑病性关节炎。银屑病患者同时发生类风湿性关节炎样的关节损害，可累及全身大小关节，但以末端指（趾）节间关节病变最具特征性。受累关节红肿疼痛，关节周围皮肤也常红肿。关节症状常与皮肤症状同时加重或减轻。血液类风湿因子阴性。

（三）治疗

本病目前尚无特效疗法，但并非不治之症。适当的对症治疗可以控制症状。由于本病是一种慢性复发性疾病，不少患者需要长期医治，而各种疗法都有一定的不良反应。主要有联合疗法、交替疗法、序贯和间歇疗法等。

1. 外用药 面积不大的皮损，尽可能采用外用药。药物的浓度应由低至高。选用哪一种药，要结合药物本身的性质和患者的具体病情。

（1）维生素 D_3 类似物：本类药包括卡泊三醇、他卡西醇等，用于斑块性银屑病疗效较好。卡泊三醇乳膏、软膏和（用于头部的）洗剂，每日外涂 2 次，通常在 8 周内显效，长期使用不会产生依赖性。此药与糖皮质激素或 B 段紫外光（UVB）联合使用可提高疗效。有骨质疾病、钙代谢障碍和肾功能不全的患者应慎用，以免引起高血钙。

（2）糖皮质激素：外用糖皮质激素仍是目前治疗银屑病

常用的疗法。头部和掌跖部宜用强效激素，弱效激素适用于面部和间擦部。一般部位常用软膏和乳膏。头部则须用溶液（丙二醇）和凝胶剂。局部封包疗法可明显提高作用强度。

糖皮质激素对皮损的作用是暂时的。初期疗效显著，突然停药往往出现"反跳"现象。需要长期用药者宜采用间断疗法，即每2~3天涂1次。与其他药（如维生素D_3类似物、维甲酸类等）并用，有利于巩固疗效和减少不良反应。

（3）蒽林：常用于慢性斑块型银屑病。可配制成软膏、糊剂和石蜡剂。常用浓度为0.05%~1.0%，从低浓度开始，根据患者的耐受情况逐渐提高。勿用于面部和间擦部，注意保护正常皮肤。皮损通常在2~3周后开始消退。

（4）维A酸凝胶和霜剂（0.05%~0.1%）：每日外涂1或2次对银屑病有良效。因起效较慢，一般不作为一线药物单独使用。可与丙酸氯倍他索等糖皮质激素联合应用，皮损控制后继续应用他扎罗汀，逐渐停用糖皮质激素。孕妇，哺乳期及近期有生育要求的女性禁用。

（5）焦油类：常用的焦油包括煤焦油、松馏油、糠馏油和黑豆馏油等，配成5%浓度的软膏外用。煤焦油对于慢性稳定性银屑病，头皮银屑病和掌跖银屑病疗效较好。禁用于孕妇，脓疱性和红皮病性银屑病。现已有一些无色、无臭的煤焦油制剂，其效力接近粗制品。可溶性煤焦油可用于沐浴，煤焦油香波用于洗头。煤焦油醑剂用于涂搽，对头部银屑病治疗有效。

（6）免疫抑制剂等其他外用药：如他克莫司、匹美莫司外用治疗，封包治疗顽固性局限性银屑病。0.03%的喜树碱软膏，5%的水杨酸软膏等。

2. 内用药

（1）甲氨蝶呤（MTX）：是一种叶酸还原酶抑制剂，可阻止表皮细胞增殖时DNA合成，抑制细胞核的有丝分裂。

MTX 可以抑制体内被激活的淋巴细胞增殖和减弱 CD_8 细胞的功能和抑制中性粒细胞的趋化性，MTX 是系统治疗银屑病的标准用药，但长期用药可引起肝广泛性纤维化和肝硬化，故在应用时需注意。MTX 适用于红皮病型、关节病型；脓疱型、泛发性银屑病及其他常规治疗效果较差者。有肝肾功能异常、妊娠或哺乳、白细胞计数减少、活动性感染性疾病、酗酒、免疫缺陷及其他严重疾病等疾病时避免使用。

（2）维甲酸类药物：可以调节表皮增殖和分化以及免疫功能等，用于泛发性脓疱型银屑病、红皮病型银屑病，严重斑块状银屑病，单独服用或与其他疗法联合应用，有较满意的疗效。常用药物有阿维 A 酯、阿维 A 等。主要副作用为致畸胎。有研究证明，停服阿维 A 酯 2 年者仍可在其尿中测得阿维 A 酯，而部分阿维 A 可转化为阿维 A 酯，因此，育龄妇女停药后的 2 年之内应采取避孕措施；服药期间出现唇、眼、鼻黏膜干燥、皮肤弥漫性脱屑及毛发脱落；长期服用时可出现血脂升高、肝损害等，但停药后可恢复。

（3）糖皮质激素：本类药不应常规系统用于银屑病，因为效果不大，且在停药后症状反而比原来还严重，甚至可诱发急性脓疱型银屑病或红皮病型银屑病。但是，由于糖皮质激素具有"抗炎"作用，对红皮病型、关节病型和泛发性脓疱型银屑病，在用其他疗法（如 MTX）无效或有禁忌的情况下，可以慎用。

（4）免疫疗法和生物制剂疗法：环孢素 A，他克莫司，霉芬酸酯等免疫抑制剂目前应用于严重型银屑病有较好疗效。一些新型生物制剂，如细胞因子阻断剂依那西普（益赛普）应用是银屑病治疗的新进展，但其价格昂贵，存在不良反应，临床应用需进一步观察。

（5）抗生素：部分银屑病的发生和复发与细菌、真菌、病毒等微生物感染有关，特别是急性点滴状银屑病常伴有急性扁桃体炎或上呼吸道感染，这些病例可应用青霉素，头孢菌素类治疗，疗效良好。某些抗生素还具有免疫调节作用，如红霉素。部分患者皮脂溢出部位有马拉色菌大量繁殖，可应用酮康唑洗剂治疗。

3. 物理疗法　可应用紫外线、光化学疗法（PUMA）、宽谱中波紫外线（BB-UVB）疗法、窄谱中波紫外线（NB-UVB）疗法、水疗等。

4. 中医中药治疗　可应用中草药和复方青黛丸、雷公藤、复方丹参片等中成药。

提示：目前无"根治"方法，切忌乱治。

三十六、扁平苔藓

（一）病因及发病机制

本病是一种不明原因引起的累及皮肤、毛囊、甲、黏膜的慢性炎症性疾病，多发于中年人，特征性皮疹表现为紫红色多角形扁平丘疹和斑块，好发于手腕、前臂、下肢远端和骶骨前区，患者自觉瘙痒。部分患者皮疹与口服药物有关，如血管紧张素转化酶抑制剂、噻嗪类利尿剂、抗疟药等。临床上本病包括很多类型，如线状、环形、肥厚性、萎缩性、大疱性、色素性、光线性和毛发扁平苔藓等。组织学表现为基底细胞液化变性和真皮浅中层淋巴细胞带状浸润。

（二）临床表现（见彩图 36-1～36-3）

本病表现为小的、紫红色、多角形扁平丘疹，表面有光泽，可见白色网状条纹（Wickham 纹），皮疹多分布于手腕和前臂的屈侧，手背、前臂、颈部、骶尾部，可于搔抓部位形成线状分布的新发皮疹（同形反应）。患者自觉瘙痒，皮疹可于数月至数年后消退，部分遗留色素沉着斑。扁平苔藓可累及黏膜部位，最常发生于口腔，表现为双颊黏膜为重的白色网状细纹，也可出现糜烂、溃疡、大疱，伴有烧灼感。部分患者可发生甲扁平苔藓，表现为甲板增厚、粗糙、凹凸不平，也可出现萎缩，特征性的表现为甲翼状胬肉——甲板消失，甲小皮向前覆盖甲床。

（三）治疗

1. 治疗慢性病灶，停用可能诱发本病的药物。

2. 外用药物有强效糖皮质激素软膏、维 A 酸软膏或钙调神经酶抑制剂等。

3. 肥厚性皮疹可采用糖皮质激素皮损内注射。

4. 严重者可系统性应用维甲酸类或糖皮质激素，以及免疫抑制剂。

5. 物理治疗包括冷冻治疗、激光治疗、窄波紫外线治疗，均有一定疗效。

提示：病程长，慢性经过。

三十七、线状苔藓

（一）病因及发病机制

线状苔藓是一种以线状排列的多角形丘疹为典型皮损的慢性炎症性皮肤病。病因不明，可能与病毒感染有关。

（二）临床表现（见彩图 37-1～37-3）

多见于 5～15 岁的儿童，女孩多见，成人偶见。多突然发病。初发皮损为针尖至粟粒大小的扁平丘疹，淡红色或皮色，上覆少量鳞屑，皮损增多后可形成 1～3 cm 宽的条带沿肢体长轴呈线状排列，条带可呈延续性或中途断开，躯干亦可发疹，偶见于面部，常单侧发生；无自觉症状或偶有痒感。皮损延及指、趾时可累及指甲，出现甲板变薄、甲纵嵴、分裂、甲床角化过度。多数患者数月后皮损自行消退。

（三）治疗

多为自限性，无须治疗。顽固者或皮损显著者可外用糖皮质激素或 0.1% 维 A 酸软膏。

（四）防治

因本病有自限性，不要做过于强烈的治疗，以防发生瘢痕。必要时外用 10% 尿素软膏，也可以用氢化可的松霜或 2.5% 氯化氨汞（白降汞）膏治疗，效果好。

提示：有自愈性。

三十八、玫瑰糠疹

（一）病因及发病机制

玫瑰糠疹是一种较为常见的炎症性皮肤病，具有自限性，很少复发。多数学者认为与病毒感染有关。

（二）临床表现（见彩图 38-1～38-4）

好发于青少年，春秋季多见。皮疹主要发于躯干、颈部及四肢近心端。皮损长轴与肋骨或皮纹平行。初起的损害是在躯干或四肢某处出现直径 1～3 cm 大小的玫瑰色淡红斑，有细薄的鳞屑，被称为前驱斑或"母斑"，数目为 1～3 个。1～2 周以后躯干与四肢出现大小不等的红色斑片，常对称分布；开始于躯干，以后逐渐发展至四肢，斑片大小不一，形态与"母斑"酷似的皮疹，谓"子斑"。自觉轻度瘙痒或无自觉症状。此病有自限性，病程一般为 4～8 周，但也有数月，甚至 7～8 个月不愈者，自愈或痊愈后一般不复发。

（三）治疗

1. 避免潮湿及肥皂洗澡刺激。选用刺激性小的中性肥皂。

2. 因为本病有自限性，故治疗的目的是为了减轻症状和缩短病程。酌情给予抗组胺药、维生素 C 等药物。

3. 最小红斑量紫外线照射，隔日 1 次，一般照射 6 ~ 10 次。

4. 对症处理可予以安抚、保护、止痒药（如炉甘石洗剂、氧化锌洗剂及激素软膏）外搽。

5. 中药 治疗原则是清热凉血，祛风止痒，一般用凉血消风汤有效。轻型患者可用紫草，水煎服下，每日一次有效。

提示：有自限性。

三十九、白色糠疹

（一）病因及发病机制

白色糠疹，又名单纯糠疹或面部干性糠疹，俗称"桃花癣"，好发于儿童及青少年面部，是以干性细薄糠秕状鳞屑性色素减退斑为特征的一种皮肤病。原因不明，皮肤干燥者，经强烈阳光照射可患此病。亦有人认为本病的发生与特异性体质有关。

（二）临床表现（见彩图 39-1 ~ 39-3）

常见于 3 ~ 16 岁的儿童及青少年，皮肤较黑者多见，多发于春季。皮损多在面部，为境界清楚的圆形或椭圆形苍白色斑，覆以少许糠秕状鳞屑，多无自觉症状。本病病程因人而异，多数可持续数日至数月，有的可持续一年或更久。本病预后良好，皮损可自然痊愈。

（三）治疗

1. 避免患处被碱性肥皂过度清洗。

2. 使用润肤霜，如硅油霜、5% 尿素软膏、5% 硫黄霜、1% 金霉素软膏、2% 水杨酸软膏等，或弱效糖皮质激素霜。

3. 内服复合维生素 B 可能也有好处。

提示：有色素脱失斑，应与白癜风鉴别。

第七节　皮肤附属器疾病

四十、痤疮

（一）病因及发病机制

痤疮好发于青春期男女，属于毛囊皮脂腺的慢性疾病，是部队年轻官兵常见皮肤病。发病与多种因素有关。在青春期，由于雄性激素分泌过多，刺激皮脂腺的合成和分泌；毛囊皮脂腺导管角化异常，形成粉刺；微生物的感染以痤疮杆状菌为主。其他因素包括免疫学因素、情绪紧张、烟、酒及辛辣刺激食物、化妆品使用不当等。

（二）临床表现（见彩图 40-1 ~ 40-4）

本病多见于青年男女，病程慢性。好发于面部，尤其是前额、颊部，其次为胸部、背部及肩部，常伴皮脂溢出。皮损呈多形性，初起为白头粉刺（闭合粉刺）或黑头粉刺（开放粉刺），继而形成炎性丘疹、脓丘疹或脓疱、结节及囊肿等。如继发细菌感染，愈后遗留萎缩性或增生性的瘢痕。

（三）治疗

囊肿及聚合性痤疮者可内服抗生素，常用多西环素、米诺环素等；中重度痤疮者可以使用异维 A 酸胶丸，抑制皮脂腺活性、减少皮脂分泌，总疗程为 4 ~ 6 个月。轻者仅以外用药治疗即可，可选用 0.05% ~ 0.1% 维 A 酸制剂、2.5% ~ 10% 过氧苯甲酰制剂、2% 氯霉素水杨酸酊等。

（四）预防

应避免使用含油脂及粉质过多的化妆品及糖皮质激素制剂。常用温水洗涤患处，使用含有硫磺的肥皂效果好。避免挤捏、搔抓等刺激。少吃刺激性食物，多吃新鲜蔬菜、水果及富含维生素类食物，控制脂肪和糖类食物。注意情绪放松和睡眠充足。

提示：预防为主，要分级分度治疗。

四十一、脂溢性皮炎

（一）病因及发病机制

系发生于头、面、耳及胸、背等皮脂溢出部位的一种慢性炎症性皮肤病。可能与免疫、遗传、内分泌、神经、环境因素及马拉色菌感染等有关。精神因素、饮食习惯、维生素 B 族缺乏、嗜酒等，对本病的发生发展有一定的影响。

（二）临床表现（见彩图 41-1～41-3）

本病多见于成人。皮损以头、面部多见，也可累及耳后、胸、背等多毛及多皮脂部位。皮损特点开始为毛囊周围红色丘疹，逐渐发展融合成暗红色或黄红色斑片，被覆油腻鳞屑或痂皮。伴有不同程度的瘙痒。

（三）治疗

内服药可选用维生素 B_6、B_2 或复合维生素 B，瘙痒剧烈时可予以抗组胺药止痒，如氯雷他定片、盐酸西替利嗪片或氯苯那敏片等；外用药可选用低效糖皮质激素霜剂或膏剂间断外用，注意不要用于眼周。头皮屑多者可选用含酮康唑的香波（如采乐香波）或二硫化硒洗剂洗头。

（四）预防

应注意生活规律、睡眠充足，限制多脂、多糖饮食，多吃水果，补充维生素 B，忌饮酒和辛辣食物。少用热水和肥皂洗头，避免机械性刺激。

提示：充分的休息和良好的生活方式很重要。

四十二、玫瑰痤疮

（一）病因及发病机制

玫瑰痤疮俗称酒渣鼻，是一种主要发生于面部中央的红斑和毛细血管扩张的慢性炎症性皮肤病。多见于 30～50 岁中年人，女性多见。病因尚不十分清楚。可能是在皮脂溢出的基础上，由于体内外各种有害因子的作用，使患部血管舒缩神经功能失调，毛细血管长期扩张所致。毛囊虫及局部反复感染是发病的重要因素。嗜酒、吸烟、刺激性饮食、消化道功能紊乱、内分泌功能失调（尤其绝经期）、精神因素、病灶感染、长期作用于皮肤的冷热因素（如高温工作、日晒、寒冷、风吹等）均可诱发和加重本病。

（二）临床表现（见彩图 42-1）

本病好发于颜面中部，以鼻尖、鼻翼为主，其次为颊部、颏部、前额，常对称分布，多发于中年人，妇女较多，患者多并发皮脂溢出，颜面犹如涂脂。皮损表现为红斑、毛细血管扩张和有炎症的毛囊丘疹及脓疱等。病程缓慢，可分为三期，但无明显界限。

1. 红斑与毛细血管扩张期 颜面中部，特别是鼻、两颊、眉间及颏部出现红斑，对称分布，红斑初为暂时性，在进食辛辣食物或热饮、环境温度升高、感情冲动时面部潮红充血，自觉灼热。反复发作后鼻翼、鼻尖和面颊处出现浅表树枝状毛细血管扩张，出现局部持久性发红，常伴有鼻部毛囊孔扩大和皮脂溢出。

2. 丘疹期 在红斑与毛细血管扩张的基础上，反复出现痤疮样毛囊样丘疹，脓疱。损害较深、较大时形成疖肿、囊肿甚至炎症性结节。鼻部、面颊部毛囊口扩大，可在数年内此起彼伏，时轻时重。中年女性患者皮疹常在经前加重。

3. 肥大期 又称鼻赘期。仅见于少数患者，多发生 40 岁以上男性。长期充血，反复感染，鼻部结缔组织增生，皮脂腺异常增大，鼻端肥大，呈暗红色或紫红色。鼻部有增大结节，表面凹凸不平，形成赘瘤状，称为鼻赘。

（三）治疗

由于病因不明，治疗多为对症性，尽量防止加重本病的因素，调整内分泌，纠正胃肠道功能紊乱，忌烟、酒、咖啡、辛辣刺激性食物，勿暴饮暴食，保持大便通畅，避免使用刺激皮肤的碱性肥皂、酒精、洗洁剂、染色剂、收敛剂等，以及避免曝晒和过冷过热刺激。生活规律，避免精神紧张。

1. 系统治疗 可选用甲硝唑、多西环素、克拉霉素等抗生素。对抗生素治疗无效者，可小剂量口服异维 A 酸。对绝经期严重酒渣鼻患者，用雌激素治疗也有一定疗效。

2. 局部治疗 可选用克林霉素凝胶、过氧化苯甲酰凝胶、夫西地酸乳膏、莫匹罗星软膏等，也可选用甲硝唑凝胶、替硝唑凝胶、低浓度维 A 酸制剂等，起到杀菌、消炎，促使红斑丘疹脓疱消退的作用。

3. 物理和手术治疗 毛细血管扩张者激光治疗效果较好。鼻赘期也可经手术切割治疗，以达到美容效果。

提示：应在早期积极治疗。

四十三、多汗症

（一）病因及发病机制

多汗症是指局部或全身皮肤出汗量异常增多的现象。真正全身性多汗症少见，即使是全身性疾病所致的多汗症也主要发生在某些部位。全身性多汗症主要是由其他疾病引起的广泛性多汗，如感染性高热等。局部性多汗症常初发于儿童或青少年，往往有家族史，有成年后自然减轻的倾向。

多汗症的原因分为疾病性和功能性两种：疾病性多汗症多见于内分泌失调和激素紊乱，如甲状腺功能亢进、垂体功能亢进、妊娠、糖尿病、神经系统疾病、发热性疾病，以及一些遗传性综合征等。功能性多汗症大多与精神因素有关，如精神紧张、情绪激动、愤怒、恐怖及焦虑等，为交感神经失调所致。

（二）临床表现

1. 全身性多汗症 主要是由其他疾病引起的广泛性多汗，如感染性高热，内分泌失调和激素紊乱（如甲状腺功能亢进、垂体功能亢进、肢端肥大症、糖尿病、低血糖、妊娠和绝经期），中枢神经系统病变（包括大脑皮质、基底神经节、脊髓和周围神经的损害）；帕金森病、嗜铬细胞瘤、水杨酸中毒、虚脱等亦可导致全身性多汗。

2. 局部性多汗症 常初发于儿童或青少年，往往有家族史，有成年后自然减轻的倾向。多汗部位主要在掌跖、腋窝、会阴部，其次为鼻尖、前额和胸部，其中以掌跖、腋窝部最为常见，皮肤可浸渍发白。多汗呈短暂或持续性，情绪波动时更明显，无明显季节性。掌跖多汗往往伴有手足潮冷或发绀现象，跖部因汗液分解可产生特殊臭味。腋窝多汗通常无异味，不同于腋臭。鼻尖、前额和胸部的多汗往往与刺激性食物有关，常在进食辛辣食品、热咖啡、热茶、烈性酒时发生，又称为味觉性多汗症。

（三）治疗

全身性多汗症很难控制，重点是医治与之相关的基础疾病。掌跖多汗症以局部处理为主。腋部多汗症的治疗效果往往不如掌跖多汗症。

1. 药物治疗 外用药：常用的止汗剂包括20%～25%氯化铝溶液、0.5%醋酸铝溶液、3%～5%甲醛溶液、5%明矾溶液、5%鞣酸溶液。外用药使用次数过多，会引起局部干燥、轻度皲裂或严重刺激现象。内服药：全身性多汗症主要是治疗相关的原发疾病；镇静药及小剂量抗焦虑药对情绪性多汗症有效。

2. 物理疗法 自来水离子电泳疗法，适用于局部（掌跖、腋窝）外用治疗失败的患者。安装心脏起搏器者禁用。浅层 X 线照射可抑制汗腺分泌，但仅适用于其他治疗失败的严重掌跖多汗症患者。

（四）预防

1. 单纯的味觉性多汗患者，应避免饮食辛辣和刺激性食物及饮料。

2. 精神因素所致的多汗症患者，应积极自我调整心态，避免精神紧张、情绪激动、愤怒、恐怖及焦虑等。

提示：大部分为功能性多汗症，以自身调节为主。

四十四、臭汗症

（一）病因及发病机制

臭汗症是一种出汗后可产生异臭的临床症状。有全身性臭汗症与局部性臭汗症两种，后者以腋臭和足臭为常见。

腋臭俗称狐臭，是腋窝部发出的特殊臭味。顶泌汗腺的发育受性激素的影响，故多在青春期至青壮年时期分泌最为活跃，气味也最为浓烈，老年时期则逐渐减轻或消失。臭汗症的形成模型见图 44-1。

（二）临床表现

腋窝部发出的特殊臭味，天热汗多或运动后最为明显，内衣的相应部位亦有相同异臭，阴部、脐窝等处有时也能查出此异臭，但程度较轻。足臭为足底和趾间发出的臭味，局部多汗，穿透气性差的鞋时气味更明显。

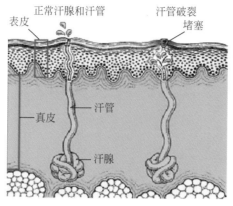

图 44-1 臭汗症的形成模型

（三）治疗

对腋臭患者，可将腋毛刮去，以减少局部寄生菌的数量。局部臭汗症可外用具有收敛、止汗、消毒、杀菌作用的药物，如 0.1% 苯扎溴铵溶液、2%~4% 甲醛溶液、20% 氯化铝无水乙醇溶液等。腋臭患者还可用腋臭粉；症状较重的患者，可考虑局部注射硬化剂、高频电针刺入毛根电凝顶泌汗腺及其导管以达治疗目的；严重的病例，可行手术治疗。足臭者可用 1：5000 高锰酸钾溶液浸泡。

（四）预防

平时要注意清洁卫生，经常洗澡、换洗衣服，保持皮肤干燥。

提示：部队官兵集体生活时，患者难闻的气味会影响室友，建议积极治疗。

四十五、斑秃

（一）病因及发病机制

斑秃俗称"鬼剃头"，为突然发生的非炎症性、非瘢痕性的片状脱发，一般无自觉症状，可发生于全身任何长毛部位。部队训练紧张时，本病偶有发生。一般认为是自身免疫性疾病。遗传因素、病灶感染、内分泌因素等也可能与此病有关。精神及心理因素在斑秃的发生、发展中也起着一定的作用。表现为毛发呈点、片状或呈普遍性脱落，前者为斑秃，后者称"普秃"或全秃。无自觉症状。

（二）临床表现（见彩图45-1）

本病发生于任何年龄。皮损常突然出现，在头部出现圆形或椭圆形的脱发斑，脱发处头皮光滑或稍萎缩，无炎症。活动期脱发区边缘处头发松动，易于拔下，即拉发试验阳性。部分斑秃患者有自愈倾向，有少数患者病程可持续。

（三）治疗

大多数普通斑秃有自然痊愈倾向。应去除可能诱发因素，注意精神放松和劳逸结合。

局部外用可用姜、蒜片外搽，或1%米诺地尔软膏（或溶液）、2%斑蝥酊、10%辣椒酊、盐酸氮芥溶液外搽。可适当选用中药首乌片、养血生发胶囊、桑麻丸及六味地黄丸。也可紫外线局部照射、氦氖激光照射或梅花针弹刺，局部按摩等。局部注射法适用于范围较小的脱发，或普秃患者的重要美容部位（如眉毛）。局部注射糖皮质激素，加等量的2%利多卡因，可直接注射脱发区，也可注射其周缘部，以期控制脱发范围的继续扩大。要注意避免可能引起的局部皮肤萎缩和凹陷。

（四）预防

避免精神紧张、焦虑和失眠。

提示：一般不会有永久性脱发，多数可以自愈，但可能复发。

四十六、雄激素性脱发

(一)病因及发病机制

雄激素性脱发，又称早秃、男性型秃发、雄性秃发、弥漫性秃发、普通性脱发、遗传脱发、脂溢性脱发等，其发生主要与遗传因素和雄激素有关。此病的发展常伴有正常水平的雄激素，遗传因素可使毛囊对雄激素的敏感性增加。人体毛囊是对雄激素敏感的靶器官，其生长具有周期性，通常经历生长期、退行期和休止期三个阶段。人体分泌的雄激素主要为睾酮，睾酮在 5α–还原酶的作用下转变为双氢睾酮，再与头皮部毛囊靶细胞内的雄激素受体结合，抑制毛乳头的生长发育，干扰毛囊细胞的生长代谢，使头发提前进入休止期，从而引起雄激素性脱发。

雄激素性脱发主要发生于男性，其患病率随着年龄的增大而增加。脱发如不及时治疗，病情发展到一定程度时，将可能形成永久脱发。

(二)临床表现（见彩图46-1～46-2）

多为 20～30 岁左右的男性发病。脱发主要在头顶部，多先从前额两侧发际开始，也有自顶部开始者。脱发区逐渐向上扩延，头发也渐变得稀少纤细，最终头顶部头发大部或全部脱落，但枕后及双侧颞上方头发依存，呈马蹄形外观，此带形区内头发保持正常。脱发处皮肤光亮，毛孔缩小或残留少许细软毳毛。脱发的速度、范围和严重程度受遗传和个体影响。一般 30 岁左右发展最快，严重全秃者少见。女性多为发生于头顶的弥漫性脱发，头顶头发变稀疏。自觉症状缺如。若伴有皮脂溢出或脂溢性皮炎，则有轻度瘙痒。

脱发处皮肤无萎缩，但因缺少毛球所以看上去较薄。毛囊孔可见，含有短的、纤细的毳毛。脱发处皮脂不能再滋润头发，都留在头皮上，所以头皮特别油腻。

（三）治疗

目前尚无理想的治疗方法，宜向患者进行解释，解除思想负担。若伴有脂溢性皮炎，进行相应处理。

1. 抗雄激素效应治疗 5α–还原酶抑制剂：如非那雄胺，1mg/片，每天1mg，疗程1年；主要副作用为性欲减退，停药后可恢复正常；在动物实验中发现此药有致畸作用，故不宜用于小儿和育龄妇女。抗雄激素类药：如口服避孕药常用来治疗女性雄激素性脱发，治疗6～12个月后头发会有所改善。钾离子通道开放剂：含有2%或5%的米诺地尔（长压定）溶液外用。

2. 外科手术治疗 已在全球推广毛发移植技术、植发技术。

提示：目前的药物治疗仅为权宜之计；植发费用昂贵。

第八节　皮肤脉管性疾病

四十七、过敏性紫癜

（一）病因及发病机制

过敏性紫癜是一种侵犯皮肤和其他器官细小动脉和毛细血管的过敏性血管炎，常伴腹痛、关节痛和肾损害，但血小板不减少。有人认为过敏性紫癜与变应性皮肤血管炎属于同一个谱系疾病。可能与链球菌感染、病毒感染、药物、食物、虫咬等有关，发生机制是由于抗原与抗体结合形成免疫复合物在血管壁沉积，激活补体，导致毛细血管和小血管壁及其周围产生炎症，使血管壁通透性增高，从而产生各种临床表现。

（二）临床表现（见彩图 47-1 ~ 47-2）

好发于儿童及青少年，开始可有发热、头痛、关节痛、全身不适等。皮损表现为针头至黄豆大小淤点、淤斑或荨麻疹样皮疹，严重者可发生水疱、血疱，甚至溃疡。好发于四肢伸侧，尤其是双下肢和臀部。皮损对称分布，成批出现，容易复发。仅有皮肤损害者称单纯性紫癜，伴有腹痛、腹泻、便血甚至胃肠道出血者称为胃肠型紫癜；伴有关节肿胀、疼痛甚至关节积液者称为关节型紫癜；伴血尿、蛋白尿、肾损害者称为肾型紫癜。下肢紫癜、伴腹痛、关节痛或肾损害，诊断不难。但当全身症状出现于皮肤紫癜之前时，容易误诊为风湿性关节炎或急腹症，临床上需与这些疾病及其他类型的紫癜和血管炎鉴别。

（三）治疗

1. 病因治疗　积极寻找可能的病因并治疗。

2. 药物治疗　①抗生素：有感染因素者可选用适当的抗生素。②抗组胺药：适用于单纯型紫癜，可同时使用芦丁、维生素 C、钙剂、卡巴克洛或酚磺乙胺等。③糖皮质激素：适用于严重皮肤损害或关节型、腹型、肾型紫癜。④免疫抑制剂：顽固的慢性肾炎患者，可选用环磷酰胺或硫唑嘌呤，可与糖皮质激素联合应用。⑤对症治疗：发热、关节痛者可使用解热镇痛药如吲哚美辛、芬必得，腹痛者用山莨菪碱口服或肌内注射。

3. 血浆置换　该法能有效清除血液循环中的免疫复合物，从而防止血管阻塞和梗死。适用于血浆中存在大量免疫复合物的腹型、肾型患者。

提示：积极寻找病因，注意"紫癜肾"的发生。

四十八、血管炎

（一）病因及发病机制

血管炎是血管壁及血管周围有炎细胞浸润，并伴有血管损伤，包括纤维素沉积、胶原纤维变性、内皮细胞及肌细胞坏死，又称脉管炎。致病因素直接作用于血管壁者为原发性血管炎，在血管炎症基础上产生一定的临床症状和体征者为血管炎疾病；由邻近组织炎症病变波及血管壁致病者为继发性血管炎。少数病因较明确，如血清病、药物变态反应及感染。乙型肝炎病毒已被证实是多种血管炎的病因；中华巨细胞病毒、单纯疱疹病毒等均能引起血管炎。

（二）临床表现（见彩图48-1~48-6）

1. 主要表现 ①多系统损害；②活动性肾小球肾炎；③缺血性或淤血性症状和体征，特别见于年轻人；④隆起性紫癜及其他结节性坏死性皮疹；⑤多发性单神经炎及不明原因的发热。

2. 皮肤型变应性血管炎 一般有乏力、关节肌肉疼痛等症状，少数病例可有不规则的发热。皮肤损害可为多形性，有红斑、结节、紫癜、风团、血疱、丘疹、坏死及溃疡等。以膝下为最常见，两小腿下部及足背部皮肤损害最多。较多的皮肤损害开始特征为紫癜样斑丘疹，压之不褪色，故这种淤斑都是高出皮肤可以触及的，这是本病的特征表现。水肿以踝部及足背为重，午后较明显，并伴有两下肢酸胀无力。

3. 系统型变应性血管炎 多为急性发病，通常有头痛、不规则发热、不适、乏力、关节及肌肉疼痛等症状。病程不一，轻重不同，若是一次接触抗原，3~4周愈合，若反复多次接触抗原，病情反复发作，病程持续数月或数年。病变可侵犯黏膜，发生鼻出血、咯血。肾受累出现蛋白尿、血尿，严重肾功能衰竭是主要死因。侵犯肠道可有腹痛、脂肪痢、便血、急性胆囊炎等胃肠道症状。

（三）治疗

1. 去除病因，消除过敏原。

2. 治疗基础疾病，如结缔组织病、肿瘤等。

3. 局限于皮肤的血管炎，常用氯苯那敏、吲哚美辛、布洛芬等。

4. 全身性血管炎可赞泼尼松，或加用环磷酰胺。

5. 抗血小板聚集剂可选择阿司匹林，血管扩张药选择硝苯地平或硝酸异山梨醇（消心痛）。

提示：临床表现及原因复杂，需要专业医生诊治。

第九节　真皮及皮下脂肪组织皮肤病

四十九、瘢痕疙瘩

（一）病因及发病机制

瘢痕疙瘩，是皮肤伤口愈合或不明原因所致皮肤损伤愈合后所形成的过度生长的异常瘢痕组织，目前学术界认为各种原因导致的瘢痕如具有以下特点，可诊断为瘢痕疙瘩：病变超过原始皮肤损伤范围；呈持续性生长；高起皮肤表面、质硬韧、颜色发红的结节状、条索状或片状肿块。瘢痕疙瘩是由于皮肤损伤愈合过程中，胶原合成代谢功能失去正常的约束和控制，持续处于亢进状态，以致胶原纤维过度增生，又称为结缔组织增生症，在中医上称为蟹足肿或巨痕症，表现为隆出正常皮肤，形状不一，色红质硬的良性肿块。

（二）临床表现（见彩图 49-1～49-2）

瘢痕疙瘩大体可分为原发型和继发型两大类。原发型瘢痕疙瘩多在胸前或肩后，初起小红点伴瘙痒，逐渐由小到大，由

105

软变硬，色红或暗红，有索条状、蝴蝶状、圆形、不规则形等。继发型瘢痕疙瘩也叫增生型瘢痕疙瘩，又分为痤疮性瘢痕疙瘩和马乔林溃疡。多因烧烫伤、创伤、痤疮、感染化脓或因采用手术、激光、冷冻、植皮、激素药物封闭后引起受损组织过度增生和皮下组织破坏变性，皮肤凸出，色红或暗红伴瘙痒或刺痛，部分有明显向外延伸的毛细血管，饮酒或吃辛辣等刺激性食物后症状有加重倾向。

（三）治疗

瘢痕疙瘩的治疗非常困难，放射治疗能使瘢痕缩小、变软。外用曲安奈德新霉素贴膏（肤疾宁）贴敷，对小斑块瘢痕疙瘩很适用，它能达到止痒、止痛，使瘢痕软化、缩小。同样也可用糖皮质激素软膏或霜剂封包治疗。病损皮肤内注射曲安奈德混悬液，重点是在蟹足肿的前端注射，阻止其向外伸展。注射剂可用纯曲安奈德混悬液或加利多卡因稀释，要求注射在瘢痕组织内。

提示：本病损容明显。要尽量预防和控制皮肤感染和外伤。

五十、脂膜炎

（一）病因及发病机制

皮下脂肪层由脂肪细胞所构成的小叶及小叶间的结缔组织间隔所组成。按炎症的主要发生部位可将脂膜炎分为小叶性脂膜炎及间隔性脂膜炎两大类。脂膜炎是一谱宽的综合征，根据临床特点、关联的疾病、病理改变不同，可分为不同亚类。病因较为复杂，局部因素如外伤、寒冷、注射某些药物，全身因素如结核感染、扁桃腺炎等，一些系统性疾病如红斑狼疮、硬皮病、结节病也可引起脂膜炎。皮下脂肪血管的病变也常影响脂膜而出现炎症改变。

（二）临床表现（见彩图 50-1 ~ 50-2）

临床上脂膜炎呈急性或亚急性病程，以反复全身不适、关节痛、发热、皮下结节为特征。根据受累部位，脂膜炎可分为皮肤型和系统型。

1. 皮肤型脂膜炎 病变只侵犯皮下脂肪组织，而不累及内脏，临床上以皮下结节为特征，皮下结节大小不等，直径一般为 1 ~ 4 cm，亦可大至 10 cm 以上。在几周到几个月的时间内成群出现，呈对称分布，好发于股部与小腿，亦可累及上臂，偶见于躯干和面部。皮肤表面呈暗红色，带有水肿，亦可呈正常皮肤色，皮下结节略高出皮面，质地较坚硬，可有自发痛或触痛。皮肤型脂膜炎位于皮下深部时，能轻度移动，位置较浅时与皮肤粘连，活动性很小。皮肤型脂膜炎反复发作，间歇期长短不一。结节消退后，局部皮肤出现程度不等的凹陷和色素沉着。有的结节可液化，自行破溃。它多发生于股部和下腹部，小腿伸侧少见。愈后形成不规则的瘢痕。约半数以上的皮肤型脂膜炎患者伴有发热，可为低热、中度热或高热，热型多为间歇热或不规则热，少数为弛张热。通常在皮下结节出现数日后开始发热，持续时间不定，多在 1 ~ 2 周后逐渐下降，可伴乏力、肌肉酸痛、食欲减退，部分病例有关节疼痛，以膝、踝关节多见，呈对称性、持续性或反复性，关节局部可红肿，但不出现关节畸形。多数患者可在 3 ~ 5 年内逐渐缓解，预后良好。

2. 系统型脂膜炎 除具有上述皮肤型表现外，还有内脏受累。内脏损害可与皮肤损害同时出现，也可出现在皮损后，少数病例的广泛内脏受损先于皮损出现。各种脏器均可受累，包括肝、小肠、肠系膜、大网膜、腹膜后脂肪组织、骨髓、肺、胸膜、心肌、心包、脾、肾和肾上腺等。系统型脂膜炎的发热一般较为特殊，常与皮疹出现相平行，多为弛张热，皮疹出现后热度逐渐上升，可高达 40℃，持续 1 ~ 2 周后逐渐下降。消化系统受累较为常见，出现肝损害时可表现肋痛、肝大、脂肪肝、黄疸与肝功能异常。侵犯肠系膜、大网膜、腹膜后脂肪组织时，可出现腹痛、腹胀、腹部包块、肠梗阻与消化道出血等。骨髓受累，可出现全血细胞减少。呼吸系统受累时，可出现胸膜炎、胸腔积液、肺门阴影和肺内一过性肿块。累及肾时，可出现一过性肾功能不全。累及中枢神经系统时，可导致精神异常或神志障碍。脂膜炎预后差、内脏广泛受累者可死于多脏器功能衰竭、上消化道等部位的大出血或感染结节性脂膜炎。

常见类型：结节性红斑及硬红斑是脂膜炎中最为常见的疾病。结节性红斑多见于青年女性，常在春秋发病，皮损在小腿伸侧，结节较小而浅在，表面红，愈后无萎缩瘢痕；硬红斑的结节较大且深，表面暗紫红色，可破溃结痂，好发于小腿屈侧，患者常有结核感染。

（三）治疗

本病尚无特效治疗。在急性炎症期或有高热等情况下，糖皮质激素（如泼尼松，每天 40~60 mg）和非甾体抗炎药有明显效果。可用激素控制炎症急性过程；但当体温下降，结节消退时，停药后常有复发。如果患者还有其他自身免疫性疾病，首先应积极正确治疗原发病，可以用激素控制急性症状，继之用中药及免疫调节剂进行全身治疗。对症处理。针对本病易复发的特点，在治疗过程中亦应给予防复发治疗。

提示：诊断不易，治疗难。

五十一、萎缩纹

（一）病因及发病机制

萎缩纹，又叫膨胀纹、白线，女性妊娠期的萎缩纹又称妊娠纹，是皮肤出现原发性条纹状萎缩，初期颜色淡红，久后转为淡白色。无自觉症状。妊娠纹发生于腹部、大腿。青春期萎缩纹常发生于股内侧、臀部及后腰部。由于服用糖皮质激素而发生的萎缩纹则见于股内侧等皱褶处。皮肤因弹力纤维变性而脆弱，再受过度伸张使之断裂，导致发生本病，其间皮肤受牵伸或外伤仅是影响皮损分布的诱因。

本病的发生与肾上腺分泌糖皮质激素过多有密切的关系。此激素可以抑制成纤维细胞功能，分解弹性纤维蛋白，使弹性纤维变性。此外，雌激素和松弛素等因素和由于身体不同部位皮下脂肪堆积导致结缔组织侧压增加也是重要的因素。另外，有人认为特殊感染（如结核）或肿瘤亦可导致萎缩纹。

（二）临床表现（见彩图 51-1 ~ 51-3）

萎缩纹好发于大腿内侧、腰腹部等部位，表现为红色、淡白色交替分布的西瓜纹样的条索状皮纹，一般出现多条，不痛不痒。青春期男性和女性均可有萎缩纹，它是健康男女青少年发育时期的一种生理现象。青春期萎缩纹出现的时间一般大都在阴毛长出以后。男性大多出现在大腿的内外侧及腰部，女性则主要发生在下腹部、大腿、臀部、乳房等处。萎缩纹初起时，略高于皮面，以后逐渐变为平行排列的不规则的条纹状或带状皮肤凹陷，凹陷处皮肤变薄，表面发亮，长达数厘米，宽约 1 cm，颜色多为淡红色或紫色。6 个月至 2 年后，大部分萎缩纹变为色泽与肤色接近的浅色痕迹，可能长时间不消退，也可能过了青春期会慢慢淡化、消失。

萎缩纹可以由减肥引起。肥胖时脂肪沉积使皮肤扩张，当减肥后，扩张的皮肤萎缩，从而出现一些花纹。

膨胀纹是由于骨骼和肌肉生长过快，超过了皮肤延长的速度，真皮的弹力纤维被拉断而形成。

（三）治疗

乙醇酸合并维 A 酸乳酸软膏治疗可增加膨胀纹中的弹性

纤维含量，对改善膨胀纹的外观有一定作用。激光疗法（585 nm 脉冲染料激光）可用于治疗不同年龄层的膨胀纹，其临床疗效可持续 6 个月甚至更长时间。

提示：在正常人中多因肥胖引起。注意运动和控制体重。

第十节　色素性皮肤病

五十二、黄褐斑

（一）病因及发病机制

黄褐斑，也称肝斑，为面部的黄褐色色素沉着。病因尚不清楚。多见于女性。血中雌激素水平高是主要原因，其发病与妊娠、长期口服避孕药、月经紊乱有关，也见于一些女性生殖系统疾病、结核、癌症、慢性乙醇中毒、肝病等患者。日光可促使发病。男性患者约占 10%，有研究认为男性发病与遗传有关。

（二）临床表现（见彩图 52-1～52-2）

皮损常于面部呈对称性分布，如颧突、前额、鼻周、眼外侧及口唇上方。无自觉症状。皮损为淡褐色或淡黑色斑，有时互相融合呈蝶翼状，边界清楚。需与雀斑、艾迪生病、盘状红斑狼疮的皮肤色素沉着鉴别。

（三）治疗

尚无满意的治疗方法。查出病因者，应尽量除去病因。若由避孕药引起的黄褐斑，应停止服用药物，但短期内不一定消退。避免日光照射。注意休息，避免熬夜、精神紧张。

1. 局部药物治疗　外用酪氨酸酶抑制剂软膏，如 3%～5% 氢醌霜、2%～4% 曲酸霜及 3% 熊果苷等。涂搽后可有不同程度的疗效；亦可在皮损处外搽超氧化物歧化酶（SOD）

霜。近年有人报道使用 0.1% 维 A 酸软膏治疗黄褐斑，外用糖皮质激素等也有一定疗效。

2. 全身药物治疗 烟酸 50 mg，每天 3 次；口服或静脉注射大剂量的维生素 C，宜与维生素 E 联合应用。

3. 中医中药 根据医嘱，适当选用六味地黄丸、逍遥丸、舒肝颗粒或桃红四物汤。

4. 物理疗法 短脉冲二氧化碳激光、510 mm 脉冲染料激光、Q 开关红宝石激光等。

提示：抓住两大环节，包括调节内分泌和避免日晒。

五十三、白癜风

（一）病因及发病机制

白癜风是一种与内分泌代谢有关、后天性色素脱失的皮肤病，主要是由皮肤的黑素细胞功能消失引起，但机制还不清楚。近年来研究认为此病与以下因素有关：遗传、自身免疫、精神与神经调节、黑素细胞自身破坏、铜或铜蓝蛋白水平降低等。

（二）临床表现（见彩图 53-1～53-3）

患处皮肤为大小不等的白色斑片，其界限清楚但不规则。边缘有色素沉着，皮损数目不定。患部毛发亦可变白。无自觉症状。

1. 白癜风分四型

（1）非节段型：①散发型：多散发存在，大小不一，总面积不超过体表面积的 50%。②泛发型：白斑的总面积超过体表面积的 1/2 以上，多由散发型发展而来。一处或多处白斑呈节段分布，在中线处突然消失；③面端型：初期发生于肢端（面部、手指、脚趾），发展为散发型、泛发型。④黏膜型：白斑分布 2 个及以上黏膜部位。

（2）节段型：白斑按某一皮神经节段支配的皮肤区域分

布，一般为单侧。

（3）混合型：节段型和非节段型并存。

（4）未定类型：即局限型，局限于一个解剖区域。

2. 白癜风分二期

（1）进行期：白斑增多，原有白斑逐渐向正常皮肤移行扩大，边界模糊不清。

（2）稳定期：白斑停止发展，边界清楚，白斑边缘色素加深。

3. 白癜风白斑，根据病变处色素脱失情况分两类

（1）完全性白斑：为纯白色或齿白色，白斑中没有色素再生现象，白斑组织中黑色素细胞消失，多巴反应阴性，药物治疗无效果。

（2）不完全性白斑：白斑中心可见色素点，白斑组织内黑色素细胞减少或功能减退，多巴反应阳性，药物治疗有效。

（三）治疗

1. 避免暴晒和接触酚类化学物质。

2. 全身治疗 进展期及泛发性白斑者可口服糖皮质激素，目前提倡小剂量连续使用 1～3 个月；维生素 B 类药物；含铜的药物，如 0.5% 硫酸铜溶液口服；免疫调节剂，如左旋咪唑、卡介菌多糖核酸、转移因子等。

3. 局部用药 可局部使用30%补骨脂酊、糖皮质激素霜膏或氮芥酒精等。

4. 激光治疗 可选择窄波紫外线、长波紫外线照射或308 nm 准分子激光治疗。

5. 中医中药 可口服白驳丸等、复方卡力孜然酊外用等。

6. 自体表皮移植手术 适用于皮损稳定无进展的患者。

7. 脱色疗法 适用于皮损面积大，超过体表面积一半以上者，可用 3%～20% 氢醌单苯甲醚霜外搽。

（四）预防

1. 减少污染食品的摄入，纠正偏食，制定科学的膳食食谱。

2. 减少有害气体的吸入，晨练或运动时选择空气清新的场所。

3. 注意劳动防护。

4. 注意房屋装修造成的污染。

5. 保持愉快的心情。

提示：有时并发于恶性贫血、甲状腺疾病、原发性肾上腺皮质功能不全、恶性肿瘤等。

第十一节　结缔组织病

五十四、红斑狼疮

（一）病因及发病机制

红斑狼疮是一种典型的自身免疫性结缔组织病，多见于15～40岁女性。红斑狼疮是一种病谱性疾病，可分为盘状红斑狼疮（DLE）、亚急性皮肤红斑狼疮（SCLE）、系统性红斑狼疮（SLE）等亚型。病因尚未完全明了，目前认为与遗传因素、性激素、环境因素等有关。

（二）临床表现（见彩图54-1～54-2）

1. 盘状红斑狼疮　主要侵犯皮肤，是红斑狼疮中最轻的类型。少数可有轻度内脏损害，少数病例可转变为系统性红斑狼疮。皮肤损害初起时为一片或数片鲜红色斑，绿豆至黄豆大，表面有黏着性鳞屑，以后逐渐扩大，呈圆形或不规则形，边缘色素明显加深，略高于中心。中央色淡，可萎缩、低洼，整个皮损呈盘状（故名盘状红斑狼疮）。损害主要分布于日光照射部位，如面部、耳轮及头皮，少数可累及上胸、手背、前

113

臂、口唇及口腔黏膜也可受累。

2. 亚急性皮肤型红斑狼疮 临床上较少见，是一种特殊的中间类型。皮肤损害有两种，一种是环状红斑型，为单个或多个散在的红斑，呈环状、半环状或多环状，暗红色边缘见水肿隆起，外缘有红晕，中央消退后留有色素沉着和毛细血管扩张，好发于面部及躯干；另一个类型是丘疹鳞屑型，皮损表现类似银屑病，为红斑、丘疹及斑片。表面有明显鳞屑，主要分布于躯干上肢和面部。

3. 系统性红斑狼疮 是红斑狼疮各类型中最为严重的一型。绝大多数患者发病时即有多系统损害表现，少数患者由其他类型的红斑狼疮发展而来。部分患者还同时伴有其他结缔组织病，如硬皮病、皮肌炎、干燥综合征等，形成各种重叠的综合征。系统性红斑狼疮临床表现多样，错综复杂，且多较严重，可由于狼疮肾炎、狼疮脑病及长期大量使用药物的副作用而危及患者生命。

（三）治疗

1．一般治疗 避免日晒、过劳、受凉感冒或其他感染。增强抵抗力，注意营养及维生素补充。

2．皮肤红斑狼疮的治疗

（1）系统治疗：①抗疟药，如羟氯喹，待病情好转后减为半量。一般总疗程为 2～3 年。②沙利度胺，可试用，出现疗效后药物减量维持，并继续治疗 3～5 个月，对大多数患者有效，但停药易复发。③泛发病例可口服小剂量激素。

（2）局部治疗：外用糖皮质激素软膏，也可封包治疗。或在皮损内注射糖皮质激素。

3. SLE 的治疗

个性化非常重要，在 SLE 患者开始治疗前，必须对 SLE患者病情活动进行评估，如抗核抗体、抗 DNA 抗体和低补体血症及脏器受损程度（如心、肾、肺病变），皮肤和浆膜炎等作出正确评价，再进行治疗。

提示：在专科医生指导下积极治疗。

五十五、硬皮病

（一）病因及发病机制

硬皮病是一种以皮肤炎性、变性、增厚和纤维化，进而硬化和萎缩为特征的结缔组织病，此病可以引起多系统损害。分为局限性和系统性两型。硬皮病的病因仍不明确，可能在遗传、环境因素（病毒感染、化学物质如硅等）、女性激素、细胞及体液免疫异常等因素作用下，成纤维细胞合成并分泌胶原增加，导致皮肤和内脏的纤维化。

（二）临床表现（见彩图 55-1～55-2）

1. 局限性硬皮病 以局部皮肤硬化为主要表现。

2. 系统性硬皮病 初起于手、足和面部，然后扩展至四肢或躯干，常伴雷诺征，随后出现多种多样的表现，主要表现在皮肤、肺、心脏、消化道或肾等器官。

根据皮肤受侵犯的程度，硬皮病可以分为几种亚型：①局限性硬皮病的患者仅远端肢体皮肤增厚，躯干不受侵犯。称为 CREST 综合征，其临床表现包括：软组织钙化（calcinosis, C）、雷诺现象（Raynaud, R）、食道功能障碍（esophagus dismotality, E）、指端硬化（sclerodactyly, S）、毛细血管扩张（telangiectasis, T），归属于局限性硬皮病范畴。②弥漫性硬皮病患者表现为肢体远端及近端和（或）躯干皮肤增厚。

（三）治疗

1. 一般治疗 去除感染病灶，注意保暖，避免物理和精神刺激，加强营养。

2. 改善微循环 包括改变血小板功能的阿司匹林、双嘧达莫、丹参等。

3. 抑制纤维合成　可口服青霉胺，秋水仙碱或积雪苷。

4. 糖皮质激素　泼尼松 30～40mg/天，连用数周，逐渐减至维持量 10～15mg/天，维持治疗。

5. 免疫抑制剂　包括硫唑嘌呤、甲氨蝶呤和环孢素 A 等。

（四）预后

硬皮病的自然病程变化很大，很多患者的手指呈进行性硬化，屈曲挛缩而致残，几乎所有患者最终均有内脏受累。发病初期已有肾、心和肺受累表现者，提示预后不佳。肺动脉高压和肠吸收不良为局限性硬皮病患者常见的死亡原因。

提示：在专科医生指导下积极治疗。

五十六、皮肌炎

（一）病因及发病机制

皮肌炎是一种主要累及皮肤和（或）横纹肌的全身性自身免疫性疾病。临床上以对称性肢带肌、颈肌及咽肌无力为特征，常累及多种脏器，亦可伴发肿瘤和其他结缔组织病。本病的确切病因尚不清楚，一般认为与遗传和病毒感染有关。

（二）临床表现（见彩图 56-1～56-3）

1. 皮肤表现　皮疹可出现在肌炎之前，也可同时出现，有的出现在肌炎之后。典型损害为以双侧眼睑为中心，眶周水肿型紫红色斑片，严重时可波及整个面、颈前和胸上部（V 形分布）。在一些皮肌炎患者中，掌指关节、指间关节、肘、膝等关节伸面及肩、胯等易受摩擦的部位可见红色鳞屑性丘疹，称 Gottron 征，具有特征性。

2. 肌肉表现　本病肌肉受累通常是双侧对称性的，以肩胛带、骨盆带肌受累最常见，其次为颈肌和咽喉肌，呼吸肌受累少见，眼轮匝肌和面肌受累罕见。约半数患者伴肌痛和

（或）肌肉压痛。

3. 其他表现　低热、乏力、头痛等。当合并有其他结缔组织病和恶性肿瘤时，临床表现多样化。

（三）治疗

该病属慢性疾病，病程较长。治疗效果取决于疾病的类型、治疗方案、患者和家属的积极配合。

1. 注意休息，避免疲劳　急性期患者应卧床休息，避免劳累与日晒，加强营养。

2. 糖皮质激素　剂量视病情轻重而定。

3. 免疫抑制剂　常用的有甲氨蝶呤和硫唑嘌呤。对于严重病例，现在主张早期应用免疫抑制剂与糖皮质激素联合治疗。

4. 蛋白同化剂　丙酸睾酮或苯丙酸诺龙等药有利于肌力恢复。

（四）预后

随着免疫抑制治疗的出现，特发性炎性肌病的预后不断改善。除使用免疫抑制剂外，早诊断早治疗以及有效控制并发症也有助于预后的改善。

提示：在专科医生指导下积极治疗。

第十二节　水疱大疱性皮肤病

五十七、天疱疮

（一）病因及发病机制

天疱疮是一种与自身免疫有关的慢性、复发性、严重的表皮内大疱性皮肤病。皮疹为皮肤或黏膜部的松弛性水疱，好发于 30~70 岁。分为寻常型、增殖型、落叶型和红斑型四型，以寻常型最常见。

（二）临床表现（见彩图 57-1～57-3）

皮损可发生于任何部位，但以头、面、颈及胸背部多见。皮疹的主要特点是水疱为豌豆、黄豆甚至橄榄大，呈圆形或不规则形，不断向四周扩展，疱壁薄而松弛，疱液清澈或浑浊，易破溃形成糜烂，可有发热等全身症状。寻常型天疱疮常于发疮之前先有口腔黏膜损害，并在发病过程中常累及鼻、咽喉、食管、眼、会阴和肛门等处。增殖性天疱疮可有口腔黏膜损害，患处可见乳头状增生性皮损，一般情况较好。落叶型天疱疮口腔黏膜损害少见，皮疹起于头面及躯干上部，而后发展至全身，水疱破溃后形成中心附着、边界游离的落叶状痂皮，痂下湿润，预后较好。红斑型天疱疮一般无黏膜损害，皮疹主要发生在头面（呈红斑性狼疮样表现）、躯干及上肢等处。出现水疱的同时常有红斑、结痂，甚至角化过度现象，类似脂溢性皮炎样改变。常伴进食困难、疼痛和全身衰竭等症状。增殖型天疱疮和落叶型天疱疮常有脓性分泌物、污秽厚痂和特殊腥臭味。

（三）治疗

1. 一般支持治疗　极为重要，对损害广泛者应给予高蛋白饮食，补充多种维生素。注意水、电解质平衡，禁食者应由静脉补充。全身衰竭可多次小量输血或血浆。加强护理，注意皮肤清洁卫生，以减少创面继发感染，并防止发生压疮。

2. 糖皮质激素　为治疗本病首选药物，尽量做到及时治疗，足量控制，正确减量，继用最小维持量。病情严重者可采用冲击疗法。

3. 免疫抑制剂　可抑制自身抗体的形成，是本病主要的辅助治疗方法，与糖皮质激素联合应用，可提高疗效，减少激素用量。常用者为硫唑嘌呤和环磷酰胺。

4. 血浆交换疗法　适用于病情严重、糖皮质激素和免疫抑制剂联合治疗无效、血中天疱疮抗体滴度高的患者，大剂量糖皮质激素治疗有副作用或疗效不明显时可选用。

5. 局部治疗　注意口腔卫生，治疗牙周疾病。口腔糜烂者可用2%硼酸溶液或1%过氧化氢，每3～4小时漱口一次。疼痛明显时，可在进食前涂3%苯唑卡因硼酸甘油溶液，或1%普鲁卡因液含漱。皮损少时，糜烂处外用锌氧油、2%甲紫氧化锌油。红斑时，可外用糖皮质激素霜。损害广泛时，注意避免条件致病菌感染，如渗液结痂较多，患者一般情况好，可采取药浴，如用1∶10000高锰酸钾液进行药浴。外用抗生素、抗真菌制剂。

6. 避免紫外线照射，保持创面清洁，防治感染。

提示：在专科医生指导下积极治疗。

五十八、疱疹样皮炎

（一）病因及发病机制

疱疹样皮炎是一种慢性、良性、复发性、大疱性皮肤病。病因不明，预后良好。

（二）临床表现（见彩图58-1）

皮疹呈多形性，可有红斑、丘疹、风团及水疱，水疱大小不等。水疱紧张壁厚不易破，周围有红晕，尼氏征阴性，1～2天后，水疱变为脓疱。皮疹好发于腋后、肩胛部、骶尾、四肢伸侧，为成群、对称性分布，愈后有色素沉着。发病可急可缓。早期剧烈瘙痒，夜间尤甚，常因搔抓而不断接种新疹。常对碘、溴剂过敏，多伴有嗜酸性粒细胞增高。

（三）治疗

1. 避免使用可能致敏的药物，如碘、溴制剂及食物（如紫菜、海带），宜无谷蛋白（面筋）饮食。

2. 氨苯砜为首选药，每天100～150 mg，分2次口服，病情控制后应逐渐减量至维持量。

3. 磺胺吡啶，口服，每天 1.5 ~ 2 g，同时服用等量碳酸氢钠。

4. 糖皮质激素和抗组胺药，可根据病情选用，后者可止痒、控制症状。

5. 可选用多西环素或者米诺环素，每次 100 mg，每天 2 次；烟酰胺，每天 1 ~ 1.5 g。

6. 局部外用炉甘石洗剂，1% 薄荷油对止痒有一定效果。如有局部感染时，用 1% 甲紫氧化锌油等药物。

提示：在专科医生指导下积极治疗。

五十九、大疱性类天疱疮

（一）病因及发病机制

大疱性类天疱疮是一种表皮下水疱性皮肤病，好发于老年人，以紧张性大疱为特征，多无黏膜损害。目前认为是一个自身免疫性疾病，预后较好。

（二）临床表现（见彩图 59-1）

好发于中老年人，红斑或正常皮肤上有紧张性大疱，疱壁紧张，不容易破溃，尼氏征阴性，糜烂面容易愈合。自觉瘙痒、烧灼感。慢性病程，反复发作。

（三）治疗

1. 糖皮质激素 常采用泼尼松，用量视皮损范围及病变严重程度而定。轻症病例，初始剂量一般为每天 30 mg；中症病例，为每天 40 ~ 50mg；重症病例，为每天 60 ~ 80mg；如果在 3 ~ 5天内不能控制病情，仍不断有新出疹，则应及时增加药量。在控制了皮损并维持 1 ~ 2 周后逐渐减药，达到一个维持剂量。

2. 免疫抑制剂 当重症患者使用了大剂量糖皮质激素仍不能控制病情时，可合并使用免疫抑制剂，如硫唑嘌呤、甲氨蝶呤、雷公藤多苷等。

3. 抗生素　四环素或红霉素可与烟酰胺联用。

4. 氨苯砜　与磺胺嘧啶联合应用，对部分患者有效。

5. 其他　其他治疗还包括来氟米特、血浆置换、苯丁酸氮芥等。

6. 注意加强营养，保持水电解质平衡。

提示：在专科医生指导下积极治疗，治疗效果良好。

六十、掌跖脓疱病

（一）病因及发病机制

掌跖脓疱病是指局限于掌跖部的慢性复发性疾病，以在红斑的基础上出现周期性的无菌性小脓疱，伴角化、鳞屑为临床特征。好发于 50～60 岁，女性多于男性。对治疗反应差。掌跖脓疱病的病因尚不明确。部分患者有个人或家族银屑病史，或将来发展成寻常型银屑病。部分患者的发病与感染相关，扁桃体发炎的患者经抗生素治疗或扁桃体切除后皮损可减轻或治愈。或与金属过敏相关，如接触含金属的食品或镶金属牙齿。吸烟也可为诱因。

（二）临床表现（见彩图 60-1～60-3）

掌跖脓疱病好发于 50～60 岁，女性比男性多见，好发部位在掌跖，跖部比掌部多见。手指皮损少见。掌跖部皮损呈对称性。基本损害为在红斑基础上，出现小而深的脓疱，或先为水疱而后成为脓疱。反复发作，时轻时重，有不同程度的瘙痒，皮损处可有烧灼感，无全身症状。各种外界刺激（肥皂、洗涤剂和外用刺激性药物等）、夏季局部多汗、经前期、自主神经功能紊乱等因素均可诱发，使症状恶化。实验室检查：脓疱液细菌培养为阴性。

（三）治疗

1. 全身治疗　维甲酸类：如阿维 A，8 周后明显改善；长期应用，需定期监测药物不良反应；秋水仙碱：脓疱减少后，用维持剂量；雷公藤或昆明山海棠，口服。

2. 局部治疗 糖皮质激素，封包治疗有效，可联合外用焦油类或维 A 酸软膏。

3. 光疗 补骨脂素 A 段紫外光疗法（PUVA）治疗或浅层 X 线照射有效。

提示：光疗的治疗价值较大，有条件时可配合应用。

第十三节　角化异常性皮肤病

六十一、毛周角化病

（一）病因及发病机制

毛周角化症又称毛周角化、毛囊角化症，俗称鸡皮肤等。这是一种遗传性皮肤病，主要是由于毛囊口角化，影响了毳毛的生长，皮肤表面摸起来不光滑，像鸡皮疙瘩，在每个小丘疹中都有一卷曲的毛发。毛周角化症除了影响美观外，对生活没有明显影响。

（二）临床表现（见彩图 61-1 ~ 61-3）

多发性针头大小的毛囊角化性丘疹，主要分布于上臂、股外侧及臀部，有时可见面部损害，尤其在儿童多见。损害通常在冬季明显，夏季好转。毛囊皮脂腺管的开口处有角化现象，形成所谓的"角栓"，而硬化之后会导致毛孔闭塞，外观有如针点般的小丘疹，散在性的分布，颜色呈肤色、红褐色或棕色。大多无痛痒感。

（三）治疗

1. 尽量不要随意抠挤皮疹，以免发炎、感染。

2. 口服维生素 A 或多食用富含 β 胡萝卜素的食物对治疗

本病有一定帮助；此外，外用皮肤角质软化剂或角质溶解剂，可以减轻症状，使皮肤表面变得比较光滑，如外用维 A 酸、水杨酸药膏等。维甲酸的应用应该从低浓度（0.05% ~ 0.1%）开始，以避免对皮肤产生刺激，每天晚上用一次。药物需要长期坚持使用才能有效果。

3. 部分患者的毛周角化病则比较严重，十分影响美观，可以选择果酸疗法、光子治疗等。

提示：多为改善治疗，使用维甲酸类药物时需要专科医生指导用药。

六十二、汗孔角化病

（一）病因及发病机制

汗孔角化病一般在幼年时发病，但也有到成年以后才发病。本病病程缓慢，皮损可长期存在，很难痊愈。现代医学认为本病是一种常染色体显性遗传疾病，患者一般都有家族史。

（二）临床表现（见彩图 62-1 ~ 62-2）

好发于暴露部位，如额、颊、鼻梁和四肢伸面。皮损开始呈火山口形的角化性小丘疹，缓慢扩大而形成不规则形损害，中央轻度萎缩凹陷，周边过度角化且隆起，呈"虫蚀"状斑片。多见于男性。一般无自觉症状。本病病程发展缓慢，皮损可持续多年不变，也可逐渐扩大，很难痊愈。

（二）治疗

1. 注意避光，减少局部刺激，避免辛辣性食物。

2. 内服维甲酸类药物，如阿维 A 酯、阿维 A 或异维 A 酸等，用药期间有效，停药后趋向复发。怀疑此病与日晒有关者，可试服用氯喹。

3. 局部治疗可采用电灼、激光或冷冻治疗。

4. 试用维生素 E、鱼肝油丸等。

5. 可外用 10% 水杨酸软膏、0.05% ～ 0.1% 维 A 酸软膏等。

6. 中药以活血化瘀为主。

提示：物理治疗是美观需求的常用方法。

六十三、光泽苔藓

(一) 病因及发病机制

本病是一种原因尚未明确的、较少见的、无自觉症状的慢性炎症性丘疹性皮肤病。好发于儿童和青少年。

(二) 临床表现 (见彩图 63-1 ~ 63-3)

皮损多呈一致性针尖至粟粒大的圆形或平顶坚实发亮的丘疹。呈正常皮色、淡白色、银白色、粉红色或淡黄色，有光泽，孤立存在，从不融合，覆有少量的细小白色鳞屑。好发于阴茎、龟头、下腹部、前臂、胸部、大腿内侧、肩胛部，阴囊及阴唇也可发疹，甚至可扩散至全身，称为泛发性光泽苔藓。通常无自觉症状，偶尔有瘙痒。病程呈慢性，损害可在几周内消退，亦可持续数年，最后自然消失，但有时可再发。愈后不遗留瘢痕或色素异常。

(三) 治疗

本病有自限性，故通常可不必治疗。但病程很长，瘙痒严重，局部可外涂超强效或强效糖皮质激素制剂。ZB-UVB 光治疗有意义。

提示：可自愈。

六十四、掌跖角化病

(一) 病因及发病机制

掌跖角化病，又称掌跖角皮症，这是以手掌和足跖角化过程为特点的一组慢性皮肤病。属于遗传性角化性皮肤病，常有家族史。大多为先天性，分为显性性联和隐性遗传。也可以是其他皮肤病如银屑病、毛发红糠疹、痣样基底细胞癌综合征等或一些全身性疾病的表现（即症状性掌跖角皮症）。因临床表现、遗传方式及发病时间的不同，构成了许多不同的综合征。

（二）临床表现（见彩图 64-1～64-4）

多于出生后不久，1～2 岁开始发病，两性发病率相等。常有家族史。皮损好发于手掌及足跖，患处皮肤明显角化、粗糙、肥厚，角质呈淡黄色，有的患者继发局部多汗，足汗较多，有臭味。角化肥厚明显时较容易发生皲裂，裂口深者可出血，疼痛。足部皲裂严重时影响走路。慢性病程，几乎不能自愈。

（三）治疗

1. 可口服维 A 酸或维生素 A（但两药不能同时使用）。
2. 外用角质剥脱剂，如水杨酸、维 A 酸软膏等。
提示：光疗较重要。

第十四节 黏膜疾病

六十五、唇炎

（一）病因及发病机制

唇炎是发生于唇部的炎症性疾病的总称。根据病程分类：急性唇炎和慢性唇炎。根据临床症状特征分类：糜烂性唇炎、湿疹性唇炎和脱屑性唇炎。根据病因病理分类：慢性非特异性唇炎、腺性唇炎、良性淋巴增生性唇炎、肉芽肿性唇炎、梅-罗综合征、光化性唇炎和变态反应性唇炎等。病因不明，可能与某些温度、化学、机械性长期持续刺激因素有关，例如嗜好烟酒、烫食；舔唇咬唇不良习惯。也可能与精神因素或遗传因素有关。

（二）临床表现（见彩图65-1~65-2）

1. 慢性非特异性唇炎　可分为以脱屑为主的慢性脱屑性唇炎和以渗出糜烂为主的慢性糜烂性唇炎。慢性脱屑性唇炎：30岁以前的女性多发，以下唇为重，轻者脱屑，重者可有鳞屑。可继发感染而呈轻度水肿充血，病情持续数月至数年不愈。慢性糜烂性唇炎：唇红部糜烂剥脱、有炎性渗出物，形成黄色结痂，或出血后凝结为血痂，或继发感染后脓性分泌物结为脓痂。反复发生，也可暂时愈合，但常复发。

2. 腺性唇炎　好发于成人男性，可分为三型：单纯型、浅表化脓型和深部化脓型。单纯型腺性唇炎：唇部可见扩张的腺导管口，常有黏液样物质从管口排出。浅表化脓型腺性唇炎：单纯型继发感染所致，挤压腺口处排出微浑或脓性液体。深部化脓型腺性唇炎：是在单纯型及浅表化脓型基础上反复脓肿而致深部感染化脓，并发生瘘管。本病可发生癌变，多由深部化脓型发展而来。

3. 良性淋巴组织增生性唇炎　以青壮年女性较多。下唇正中部为好发区。损害多局限于1 cm以内。唇部损害初为干燥、脱屑，继之产生糜烂，以淡黄色痂皮覆盖，局部有阵发性剧烈瘙痒感。

4. 浆细胞性唇炎　以侵犯下唇为主，多见于中老年人。开始时在唇黏膜出现小水疱，很快破溃、结痂，若表面不糜烂，则可见边界清楚的局限性暗红色水肿性斑块，表面有涂漆样光泽。后期可能有黏膜的萎缩性改变。易反复发作。

5. 肉芽肿性唇炎　多见于青壮年，起病及经过缓慢，上唇较多。一般肿胀先从唇的一侧开始，肿胀以无痛、无瘙痒、压之无凹陷性水肿为特征。随病程发展蔓延至全唇，形成巨唇，出现左右对称的纵行裂沟，呈瓦楞状。

6. 梅-罗综合征　患者以20岁以下青年较多见，梅-罗综合征的三联征为复发性口面部肿胀、复发性周围性面瘫和裂舌。

7. 光化性唇炎　本病好发于夏季，有明显的季节因素。临床上分为两类。急性光化性唇炎有暴晒史，起病急，下唇多发。表现为唇红区广泛水肿、充血、糜烂，覆以血痂，灼热感明显，剧烈的瘙痒，累及整个下唇，影响进食和说话。慢性光化性唇炎又称脱屑性唇炎。早期下唇干燥，出现白色细小秕糠样鳞屑，易形成皱褶和皲裂。久治不愈，易演变成鳞癌，本病被视为癌前状态。

8. 变态反应性唇炎　唇血管神经性水肿：患者急性发病，上唇较下唇好发。开始瘙痒、灼热痛，随之发生肿胀。水肿可在十几分钟内形成，表面光亮如蜡。肿胀可在数小时或 1~2日内消退，不留痕迹。

9. 接触性唇炎　接触过敏原后 2~3 天出现口腔局部黏膜充血、水肿，或形成红斑，重者发生水疱、糜烂或溃疡。

（三）治疗

1. 慢性非特异性唇炎　避免刺激因素，纠正舔咬唇部的不良习惯。干燥脱屑用抗生素软膏或激素类软膏，渗出结痂时，先行湿敷，湿敷可用 5% 氯化钠液。

2. 腺性唇炎　局部注射泼尼松龙混悬液，或用放射性同位素 ^{32}P 贴敷。感染控制后局部可用金霉素甘油等。对口唇脓肿疑有癌变者，尽早活检明确诊断。

3. 良性淋巴组织增生性唇炎　避免日照暴晒。由于本病对放射性物质敏感，可用同位素 ^{32}P 贴敷治疗，痂皮可用 0.1%依沙丫啶溶液湿敷去除。局部涂布抗炎抗渗出软膏。

4. 浆细胞性唇炎　本病对放射治疗比较敏感，严重者可用 X 线治疗或用放射性同位素局部贴敷治疗。

5. 肉芽肿性唇炎　酌情服用或局部注射糖皮质激素药物，

127

对糖皮质激素疗效不佳或为避免长期应用糖皮质激素引起的副作用，在医生指导下可选用氯喹、氯法齐明、抗生素类药物、抗组胺药物等治疗，也可选用中医中药、手术治疗等。

6. 梅-罗综合征　早期可用糖皮质激素药物。唇肿者可局部注射泼尼松龙注射液、裂纹舌者可进食后用2%碳酸氢钠液、氯己定液等含漱。对长期唇肿已形成巨唇者，可考虑手术、激光、放射治疗等治疗措施。

7. 光化性唇炎　本病可发生癌变，应早期诊断和治疗。可口服磷酸氯喹和复合维生素B。局部治疗可用3%氯喹软膏、5%二氧化钛软膏等。唇部有渗出时，可湿敷；干燥脱屑者，可局部涂抹激素类或抗生素类软膏。也可选择物理疗法。怀疑癌变或已经癌变的患者，可手术切除治疗。

8. 变态反应性唇炎　明确并隔离过敏原，可解除症状，防止复发。对于症状轻微者，通常情况下，可给予泼尼松口服。可酌情给予抗组胺药。

提示：寻找致病因素尤其重要。

六十六、龟头包皮炎

（一）病因及发病机制

龟头包皮炎是指包皮内板与龟头上的炎症。正常包皮腔内分泌一种类脂物质，在包皮过长或包茎时，此类物质可积聚成包皮垢进而刺激包皮和龟头引起龟头包皮炎。

（二）临床表现（见彩图66-1~66-3）

龟头包皮炎主要表现为包皮红肿、灼痛、排尿时加重；如将包皮翻转，可见包皮内板和龟头充血、肿胀；重者可有浅小溃疡或糜烂，也可有脓性分泌物自包皮口流出。

（三）治疗

患龟头包皮炎时，局部可用1：5000高锰酸钾液、3%硼酸溶液、0.5% 新霉素溶液清洗、湿敷。如因包茎或包皮水肿不能翻转清洗、引流不畅，经一般治疗炎症仍不能消退时，可行包皮背切开术，以利于引流。

（四）预防

经常清洗包皮和龟头，保持包皮腔内清洁和干燥；如有包皮过长或包茎时，应行包皮环切术。

提示：注意保持包皮腔内清洁和干燥。

第十五节　遗传、内分泌、代谢与营养障碍性皮肤病

六十七、鱼鳞病

（一）病因及发病机制

鱼鳞病是一组遗传性角化障碍性皮肤病，因皮肤损害类似"鱼鳞状"而得名，与基因缺陷有关，患者常无自觉症状。

（二）临床表现（见彩图 67-1～67-2）

129

多自幼年发病，有家族史，皮肤干燥、粗糙，伴有菱形或多角形鳞屑，呈鱼鳞或蛇皮状。皮损以双下肢为显著，重者上肢、面部、躯干亦可受累，幼年发病可伴发育迟缓。夏轻冬重，可随年龄增大而病情加重。一般无自觉症状，可因皮肤干裂而痛痒。病程长者，受损皮肤可有鳞皮脱落。

（三）治疗

1. 注意全身保温，减少或避免进食刺激性食物。

2. 主要为对症治疗，外用保湿剂保持皮肤滋润，也可外搽 20% 尿素霜或 0.1% 维 A 酸软膏改善临床症状。

3. 可口服维生素 A 或维甲酸类药物。

4. 40%～60% 丙二醇水溶液，3%～10% 乳酸或 α-羟基

软膏。

5. 矿泉浴有一定疗效。

提示：仅为改善临床症状治疗。

第十六节　皮肤肿瘤

六十八、脂溢性角化病

（一）病因及发病机制

脂溢性角化病，又称为老年疣、老年斑、基底细胞乳头瘤，是一种临床上最常见的良性皮肤肿瘤，好发于中老年人，是因为角质形成细胞增生所致的表皮良性增生。好发于面头部、背部及手背等部位。

有报道称脂溢性角化病具有明显的家族倾向，并推测本病可能是一种具有不完全外显率的常染色体显性遗传病。尽管本病在临床上常见，但是鲜有对于其发病率、性别或种族倾向及地区分布的统计报道。本病在白种人群中更常见，男女发病率相同。本病少见于 40 岁以下人群。日光照射可能与脂溢性角化病的发生相关。

（二）临床表现（见彩图 68-1～68-4）

本病大多发生于 40 岁以后，好发于头皮、面部、躯干、上肢、手背等部位，但不累及掌、跖。开始为淡褐色斑疹或扁平丘疹，表面光滑或略呈乳头瘤状，随年龄而增大，数目增多，直径数毫米，或数厘米，边界清楚，表面呈乳头瘤样，表面有油腻性痂，痂容易刮除。有些损害色素沉着可非常显著，呈深棕色或黑色，陈旧性损害的颜色变异很大，可呈正常皮色、淡褐色、暗褐色或黑色。本病可以单发，但通常多发，多无自觉症状，偶有痒感。皮损发展缓慢，极少恶变。临床上有几种特殊类型：

1. 刺激性脂溢性角化病　发生于皮质溢出部位或摩擦部位，皮损可因被刺激而发生炎症，基底变红，表面呈不规则增生。

2. 发疹性脂溢性角化病　短期内突然发生并迅速增多。应注意是否有并发内脏肿瘤。

3. 灰泥角化病　主要发生于老年人，好发于下肢，皮损为多发角化性丘疹，容易被剥去，不出血。

（三）治疗

本病一般不需要治疗。对诊断不明确的病例，应取皮损做组织病理学检查。由于美容原因需要治疗时，可采用物理治疗，如二氧化碳激光、液氮冷冻和铒激光，也可选择刮术或手术切除。

提示：可择期物理治疗。

六十九、皮脂腺痣

（一）病因及发病机制

皮脂腺痣是由皮脂腺构成的一种错构瘤，又称器官样痣。

（二）临床表现（见彩图69-1）

皮脂腺痣较为常见，多于出生时或出生后不久发病，好发于头面部或颈部，尤其见于头皮。多数为单发。头皮损害表面无毛发生长。在儿童期，表现为一局限性表面无毛的斑块，稍隆起，表面光滑，有蜡样光泽，淡黄色。至青春期损害增厚扩大，表面呈乳头瘤样隆起。老年患者皮损多呈疣状，质地坚实，并可呈棕褐色。少数患者在本病的基础上可发生附件肿瘤，如汗腺肿瘤，甚至可发生转移。伴发其他系统如神经系统的异常时，称为皮脂腺痣综合征，后者是表皮痣综合征的一个亚型。

（三）治疗

为预防肿瘤的发生，外科手术彻底切除是必要的，也可行电烧灼、激光等治疗。

提示：诊断后手术切除为宜。

七十、汗管瘤

（一）病因及发病机制

汗管瘤是一种附属器肿瘤，本病实质上是向小汗腺末端导管分化的一种错构瘤。本病多见于女性，于青春期、妊娠期及月经期病情加重，与内分泌有一定关系。部分患者有家族史。

（二）临床表现（见彩图 70-1 ~ 70-2）

本病多见于女性，青春期发病或加重。皮损好发于眼睑（尤其是下眼睑）及额部皮肤。皮损为粟粒大、多发性、肤色或淡褐色丘疹，稍稍高出皮肤表面。少数患者为发疹性汗管瘤，除面部汗管瘤外，还可见于胸、腹、四肢及女阴处，广泛、对称性皮损。

（三）治疗

本病为良性肿瘤，可不予治疗。若因美容需要，可试行电解治疗或 CO_2 激光治疗。

提示：此病影响美观，选择物理治疗可以改善。

七十一、血管瘤

（一）病因及发病机制

血管瘤是先天性良性肿瘤或血管畸形，多见于婴儿出生时或出生后不久，它起源于残余的胚胎成血管细胞，活跃的内皮样胚芽向邻近组织侵入，形成内皮样条索，经管化后与遗留下的血管相连而形成血管瘤，瘤内血管自成系统，不与周围血管相连。发生于口腔颌面部的血管瘤占全身血管瘤的 60%，其中大多数发生于颜面皮肤、皮下组织及口腔黏膜（如舌、唇、口底等）组织，少数发生于颌骨内或深部组织。

（二）临床表现（见彩图 71-1～71-6）

1. 毛细血管型血管瘤 肿瘤是由大量交织、扩张的毛细血管组成，表现为鲜红或紫红色斑块。与皮肤表面平齐或稍隆起，边界清楚，形状不规则，大小不等。以手指压迫肿瘤时，颜色退去；压力解除后，颜色恢复。

2. 海绵状血管瘤 肿瘤由扩大的血管腔和衬有内皮细胞的血窦组成。血窦大小不一，犹如海绵状结构，窦腔内充满静脉血，彼此交通。表现为无自觉症状、生长缓慢的柔软肿块。头低位时，肿瘤因充血而扩大，恢复正常体位后，肿块即恢复原状。表浅的肿瘤，表面皮肤或黏膜呈青紫色。深部肿瘤，肤色正常。触诊时肿块柔软，边界不清，无压痛。挤压时肿块缩小，压力解除后则恢复原来大小。

3. 蔓状血管瘤 主要由扩张的动脉与静脉吻合而成。肿瘤高起呈念珠状或蚯蚓。扪之有搏动感与震颤感，听诊有吹风样杂音。若将供血的动脉全部压闭，则上述的搏动及杂音消失。

（三）治疗

血管瘤的治疗方法很多，应根据肿瘤的类型、部位、深浅及患者的年龄等因素而定。常用的方法有：手术切除、放射治疗、冷冻疗法、药物治疗硬化剂注射及激光照射等。

提示：应尽早治疗。

七十二、鳞状细胞癌

（一）病因及发病机制

鳞状细胞癌，简称鳞癌，又名表皮癌，是发生于表皮或附属器官细胞的一种恶性肿瘤，癌细胞有不同程度的角化。多见于有鳞状上皮覆盖的部位，如皮肤、口腔、唇、食管、子宫颈、阴道等处。此外，有些部位如支气管、膀胱、肾盂等处虽无鳞状上皮覆盖，但可通过鳞状上皮化生而形成鳞状细胞癌。发病率大小与种族有关，白种人发生鳞癌的比例是非白种人的45倍以上。免疫抑制患者的皮肤鳞状细胞癌发病率明显升高，特别在器官移植患者中。

（二）临床表现（见彩图72-1）

鳞癌在外观上常呈菜花状，有时癌组织发生坏死而脱落形成溃疡，产生恶性臭味，若癌细胞向深层发展则形成侵袭性生长。癌细胞也可向远处转移，形成继发肿瘤。

皮肤鳞状细胞癌早期表现为红色硬结，以后发展成疣状损害、浸润，常有溃疡、脓性分泌物和臭味，见于颞、前额及下口唇。

（三）治疗

以手术切除为主。早期行根治性切除即可，中晚期以手术切除、放射治疗和化学治疗综合治疗为好。

提示：早诊断，早治疗。

七十三、基底细胞癌

（一）病因及发病机制

基底细胞癌发生转移率低，比较偏向于良性，故又称基底细胞上皮瘤。基于它有较大的破坏性，又称侵袭性溃疡。本病为来自基底细胞的恶性肿瘤，它与日光照射有密切关系，因此好发于经常受日光照晒的头、面、颈部或手背等处。

（二）临床表现（见彩图73-1～73-4）

基底细胞癌多见于老年人，好发于头、面、颈及手背等处，尤其是面部较突出的部位。开始是一个呈皮肤色到暗褐色浸润的小结节，较典型者为蜡样、半透明状结节，有高起卷曲的边缘。中央开始破溃，结黑色坏死性痂，中心坏死向深部组织扩展蔓延，呈大片状侵袭性坏死，可以深达软组织和骨组织，此乃侵袭性溃疡。基底细胞癌的基底及边缘常有黑色色素沉着，本病呈慢性进行性发展。根据组织病理和临床症状可分为：结节型、表浅型、囊肿型、腺样型、色素型、硬斑型、异形型、纤维上皮瘤和痣样基底细胞上皮瘤型。

（三）治疗

基底细胞癌的治疗方法很多，最重要的是结合患者的情况选择最佳的治疗方案。

1. 外科手术切除 对损害在凹凸不平的特殊部位或侵袭性溃疡很深，不宜做其他治疗时，可做外科手术切除和植皮治疗。

2. X 线照射 基底细胞癌对放射线比较敏感，而且无痛苦，患者乐意接受，最适用于高龄老年人。

3. 电烧术 对于早期较小的基底细胞癌，可做电烧术予以彻底烧除，但愈后会留瘢痕。

4. 锐匙刮除术 有报道用锐匙刮除治疗基底细胞癌，5 年以上未复发，而且美容效果极佳。

5. 液氮冷冻 液氮达 $-196℃$，有极好的破坏作用，对小面积的基底细胞癌可做液氮冷冻治疗。对于大面积的基底细胞癌也可做冷冻治疗，但愈合时间较长。

6. 激光治疗 有人采取二氧化碳激光治疗基底细胞癌取得极佳疗效。术后痛苦较轻，愈合快速，但会留下瘢痕。

7. 外用细胞毒药物治疗 常用于治疗基底细胞癌的细胞毒药物有 5% 氟尿嘧啶，它可以将基底细胞癌完全破坏，但用药甚为痛苦，而且会发生红肿等刺激反应。

8. 新治疗方法

（1）维甲酸类药物治疗：虽然治疗需要较长时间并可能产生不良反应，但多发性基底细胞癌患者用维甲酸类治疗是可以改善的。

（2）免疫疗法：近来有许多报道用 α-2a 干扰素做局部注射免疫疗法治疗基底细胞癌。

（3）光动力学治疗：光动力学治疗是全身用血卟啉衍生物或双血卟啉之后再用可调的染料激光（波长为 630 nm）照射。它用来治疗基底细胞癌效果很好，主要不良反应为光敏感。

（4）化学治疗：局部外用氟尿嘧啶可以成功地治疗多发性表浅性基底细胞癌，而且还可以预防复发和皮损加重。全身性化疗药物用于治疗大的和侵袭性非转移性基底细胞癌。用顺铂和阿霉素合并或不合并放射治疗多数是有效的。采用博来霉素治疗也有不同的效果。

（四）预防

在青少年时就应注意防止过度的日光曝晒，老年人更应保护好皮肤，防止过强的日光照射。对各种慢性皮肤病应积极治疗，防止发生癌变。

提示：早诊断，早治疗。

七十四、黑色素瘤

（一）病因及发病机制

黑色素瘤，又称恶性黑色素瘤，是来源于黑色素细胞的一类恶性肿瘤，常见于皮肤，亦见于黏膜、眼脉络膜等部位。欧美白种人中，紫外线可致使皮肤灼伤，并诱导 DNA 突变，进而诱导黑色素瘤发生。此外，光敏型皮肤、存在大量普通痣或发育异常痣以及皮肤癌家族史者均为高危人群。亚洲人和有色人种中，最常见的原发部位为肢端，即足底、足趾、手指末端及甲下等部位，这些区域所受紫外线照射极少，病因仍不明确。不恰当的处理有可能诱发色素痣恶变和迅速生长，如刀割、绳勒、盐腌、激光和冷冻等局部刺激。内分泌、化学、物理因素对黑色素瘤的发生是否有影响还不得而知。黑色素瘤是皮肤肿瘤中恶性程度最高的一种，容易出现远处转移。因而早期诊断和治疗显得尤为重要。

（二）临床表现（见彩图74-1~74-3）

黑色素瘤的征象包括：现有皮肤色素痣的形态或颜色改变、皮肤表面出现隆起物、色素痣瘙痒、局部出现破溃出血、指（趾）甲开裂等。色素痣恶变的早期表现可以总结为"ABCDE"：

A. 非对称（asymmetry） 色素斑的一半与另一半不对称。

B. 边缘不规则（border irregularity） 边缘不整或有切迹、锯齿等，不像正常色素痣那样具有光滑的圆形或椭圆形轮廓。

C. 颜色改变（color variation） 正常色素痣通常为单色，而黑色素瘤主要表现为污浊的黑色，也可有褐、棕、棕黑、蓝、粉、黑甚至白色等多种不同颜色。

D. 直径（diameter） 黑色素瘤通常比普通痣大，色素斑直径>5 mm 或色素斑明显长大时，要注意。对直径>1 cm 的色素痣，最好做活检评估。

E. 隆起（elevation） 一些早期的黑色素瘤，整个瘤体会有轻微的隆起。

采用上述"ABCDE"标准对既存色素痣进行规律自查，或前往医院就诊咨询。"ABCDE"的唯一不足在于它没有将黑色素瘤的发展速度考虑在内，如几周或几个月内发生显著变化的趋势。

早期皮肤黑色素瘤进一步发展可出现卫星灶、溃疡、反复不愈、区域淋巴结转移和移行转移。晚期黑色素瘤根据不同的转移部位症状不一，容易转移的部位为肺、肝、骨、脑。眼和直肠来源的黑色素瘤容易发生肝转移。转移性黑色素瘤患者可能出现一系列非特异性症状，包括食欲减退、恶心、呕吐及乏力等。此外，黑色素瘤转移至机体各个不同部位可出现相应不同症状，例如骨转移可能出现骨痛，肺转移可能出现咳嗽、咯血等。

若就医后怀疑皮损为黑色素瘤，则应进行病灶完整切除活检术，术后送病理学检查确诊。

（三）治疗

1. 扩大外科切除　早期黑色素瘤在活检确诊后应尽快做原发灶扩大切除手术。必要时行前哨淋巴结活检。

2. 辅助治疗　术后患者的预后根据危险因素不同而不同。根据病灶浸润深度、有无溃疡、淋巴结转移情况等危险因素，一般将术后患者分为四类：低危、中危、高危和极高危。低危患者：目前无推荐的辅助治疗方案，更倾向于预防新的原发灶的出现，以观察为主。中、高危患者：大剂量干扰素辅助治疗可延长无复发生存期，但对总生存的影响尚需继续探究。临床必须结合患者的个体情况及治疗意愿进行抉择。极高危患者：尚无标准治疗方案，但仍以高剂量干扰素 α-2b 治疗为主，同中高危患者治疗。

3. 辅助放疗　一般认为黑色素瘤对放疗不敏感，但在某些特殊情况下放疗仍是一项重要的治疗手段。

提示：预后不良；早发现，早治疗。

七十五、皮肤淋巴细胞瘤

（一）病因及发病机制

皮肤淋巴细胞瘤，又称施皮格勒-芬特肉样瘤（Spieglerfendt sarcoid)，反应性良性淋巴组织增生。目前认为该病实质上是反应性淋巴细胞增生。皮肤淋巴细胞瘤是对某些刺激因素的局部过度的免疫反应，刺激因素包括纹身、昆虫咬伤、外伤、伯氏疏螺旋体感染、免疫接种以及某些药物等。

（二）临床表现（见彩图75-1）

该病的临床表现为皮损呈豌豆大或较大的单个结节或散在结节，结节表面通常光滑，呈肉色、淡红色、淡黄褐色或紫色。好发于颜面，特别是额部和耳垂，偶尔结节亦发生于身体其他部位。通常数月，有时1~2年后皮损自行消退。损害可持续多年，但可自行消退。有些病例，需长期随访，无淋巴结和内脏损害发展，才能排除淋巴瘤。检查：病理检查可见真皮结节状或弥漫性淋巴细胞浸润，其间有组织细胞，罕见浆细胞及嗜酸性粒细胞。部分病例可见生发中心，有淋巴滤泡样结构。浸润细胞的免疫表型为T、B淋巴细胞混合，以T细胞或B细胞为主。极少数情况下，本病可转化为皮肤淋巴瘤。

（三）治疗

因皮损可自行消退而不留瘢痕，故应采取保守治疗。对于经久不愈的病例，局部外用或局部注射糖皮质激素；亦可采用手术切除、冷冻、激光和放射治疗。

提示：分类复杂，表现各异；专科诊治。

第十七节　性传播疾病

七十六、梅毒

（一）病因及发病机制

梅毒是由苍白（梅毒）螺旋体引起的慢性、系统性性传播疾病。主要通过性途径传播，临床上可表现为一期梅毒、二期梅毒、三期梅毒、潜伏梅毒和先天梅毒（胎传梅毒）等。传染源：梅毒是人类独有的疾病，显性和隐性梅毒患者是传染源，感染梅毒的人的皮损及其分泌物、血液中含有梅毒螺旋体。梅毒螺旋体（图76-1）可通过胎盘传给胎儿，早期梅毒的孕妇传染给胎儿的危险性很大。传播途径：性接触是梅毒的主要传播途径，占95%以上。患有梅毒的孕妇可通过胎盘传染给胎儿。

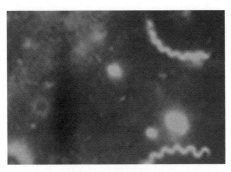

图76-1　梅毒螺旋体

（二）临床表现（见彩图76-2～76-7）

1. 一期梅毒　标志性临床特征是硬下疳。好发部位为外生殖器，也可见于肛门、宫颈、口唇、舌、乳房等处。硬下疳一般单发，1～2 cm，无痛无痒，呈圆形或椭圆形、边界清晰的溃疡，高出皮面，疮面较清洁，有继发感染者分泌物多。触之有软骨样硬度。持续时间为4～6周，可自愈。出现硬下疳后1～2周，部分患者出现腹股沟或前哨淋巴结（近卫淋巴结）肿大，可单个也可多个，肿大的淋巴结大小不等、质硬、不粘连、不破溃、无痛。

2. 二期梅毒　以二期梅毒疹为特征，有全身症状，一般在硬下疳消退后间隔一段无症状期再发生。梅毒螺旋体随血液循环播散，引发多部位损害和多样病灶。侵犯皮肤、黏膜、骨骼、内脏、心血管、神经系统。梅毒进入二期时，梅毒血清学试验几乎 100% 阳性。全身症状发生在皮疹出现前，发热、头痛、骨关节酸痛、肝脾大、淋巴结肿大，3~5 天好转。接着出现梅毒疹，特点为疹型多样和反复发生、广泛而对称、不痛不痒、愈后多不留瘢痕、驱梅治疗迅速消退，并有反复发生的特点。

3. 三期梅毒　未经治疗的显性梅毒螺旋体感染患者部分可以发生三期梅毒。常见结节性梅毒疹、树胶样肿、近关节结节等。也可见心血管梅毒、梅毒性脑膜炎、脑血管梅毒、脑膜树胶样肿、麻痹性痴呆等。

4. 隐性梅毒　后天感染梅毒螺旋体后未形成显性梅毒而呈无症状表现，或显性梅毒经一定的活动期后症状暂时消退，梅毒血清试验阳性、脑脊液检查正常，称为隐性（潜伏）梅毒。感染后 2 年内者称为早期隐形梅毒；感染后 2 年以上者称为晚期隐形梅毒。

5. 妊娠梅毒　妊娠梅毒是孕期发生的显性或隐性梅毒。妊娠梅毒时，梅毒螺旋体可通过胎盘或脐静脉传给胎儿，形成以后所生婴儿的先天梅毒。孕妇因发生小动脉炎导致胎盘组织坏死，造成流产、早产、死胎，只有少数孕妇可生健康婴儿。

6. 先天梅毒

（1）早期先天梅毒：出生后约 6 周出现皮肤损害，呈水疱-大疱型皮损（梅毒性天疱疮）或斑丘疹、丘疹鳞屑性损害。可发生骨软骨炎、骨膜炎。多有肝脾大、血小板减少和贫血。可发生神经梅毒。不发生硬下疳。

（2）晚期先天梅毒：发生在 2 岁以后。似获得性三期梅毒，一类是早期病变所致的骨、齿、眼、神经及皮肤的永久性损害，如马鞍鼻、郝秦森齿等，无活动性；另一类是仍具活动性损害所致的临床表现，如角膜炎、神经性耳聋、神经系统表现异常、脑脊液变化、肝脾大、鼻或颚树胶肿、关节积水、骨膜炎、指炎及皮肤黏膜损害等。

（3）先天隐形梅毒：生于患梅毒的母亲，未经治疗，无临床表现，但梅毒血清反应阳性，年龄小于 2 岁者为早期先天隐形梅毒，大于 2 岁者为晚期先天隐形梅毒。

（三）实验室检查

1. 暗视野显微镜检查　取患者的可疑皮损（如硬下疳、扁平湿疣、湿丘疹等），在暗视野显微镜下检查，见到可运动的梅毒螺旋体，可作为梅毒的确诊依据。

2. 梅毒血清学试验　梅毒血清学试验方法很多，所用抗原有非螺旋体抗原（心磷脂抗原）和梅毒螺旋体特异性抗原两类。前者有快速血浆反应素环状卡片试验（RPR）、甲苯胺红不加热血清学试验（TRUST）等，可做定量试验，用于判断疗效、判断病情活动程度。后者有梅毒螺旋体颗粒凝集试验（TPPA）、梅毒螺旋体酶联免疫吸附试验（TP-ELISA）等，特异性强，用于 TP 感染的确诊。

3. 脑脊液检查　梅毒患者出现神经症状者，或者经过驱梅治疗无效者，应作脑脊液检查。检查项目应包括：细胞计数、总蛋白测定、RPR 及 TPPA 试验等。

（四）治疗

1. 治疗原则　强调早诊断，早治疗，疗程规则，剂量足够。疗后定期进行临床和实验室随访。性伴侣要同查同治。早期梅毒经治疗可临床痊愈，消除传染性。晚期梅毒治疗可消除组织内炎症，但已破坏的组织难以修复。

青霉素，如水剂青霉素、普鲁卡因青霉素、苄星青霉素等为不同分期梅毒的首选药物。对青霉素过敏者可选四环素类。梅毒治疗后第一年内应每 3 个月复查血清一次，此后每 6 个月一次，共 3 年。神经梅毒和心血管梅毒应随访终身。

2. 早期梅毒（包括一期梅毒、二期梅毒及早期隐形梅毒）

（1）青霉素疗法：苄星青霉素 G 240 万单位，分两侧臀部肌注，每周 1 次，共 2～3 次。普鲁卡因青霉素 G，80 万单位，肌内注射，连续 10～15 天，总量 800 万～1200 万单位。

（2）对青霉素过敏者，可选择盐酸多西环素，0.1 g 每日 2 次，口服，连服 15 天。

3. 晚期梅毒（包括三期皮肤、黏膜、骨骼梅毒、晚期隐形梅毒）及二期复发梅毒

（1）青霉素疗法：苄星青霉素 G，240 万单位，1 次/周，肌注，共 3 次。普鲁卡因青霉素 G，80 万单位，肌注，连续 20 天。可间隔 2 周后重复治疗 1 次。

（2）对青霉素过敏者，可选择盐酸多西环素，0.1 g 口服，每日 2 次，连服 30 天。

4. 神经梅毒 应住院治疗，为避免治疗中产生吉海反应，在注射青霉素前一天口服泼尼松，每日 1 次，连续 3 天。

（1）水剂青霉素 G，静脉点滴，连续 14 天。

（2）普鲁卡因青霉素 G，肌内注射，同时口服丙磺舒，共 10～14 天。

（3）上述治疗后，再接用苄星青霉素 G，每周 1 次，肌内注射，连续 3 周。

5. 妊娠期梅毒 按相应病期的梅毒治疗方案给予治疗，在妊娠最初 3 个月内，应用 1 疗程；妊娠末 3 个月应用 1 疗程。对青霉素过敏者，用红霉素治疗，早期梅毒者连服 15 天，二期复发及晚期梅毒者连服 30 天。其所生婴儿应用青霉素补治。

6. 胎传梅毒（先天梅毒） 早期先天梅毒（2 岁以内）脑脊液异常者：给予水剂青霉素 G 或普鲁卡因青霉素 G 治疗，具体剂量遵医嘱。脑脊液正常者：给予苄星青霉素 G，一次性注射（分两侧臀肌）。如无条件检查脑脊液者，可按脑脊液异常者治疗。

7. 孕妇的梅毒治疗　有梅毒病史的已婚妇女在孕前一定要进行全面梅毒检查。有过不洁性生活或者曾感染过梅毒的女性在计划怀孕前，最好去正规医院做全面梅毒检测。对于那些完成梅毒治疗的已婚女性，最好在确定梅毒治愈后，再考虑怀孕。妊娠期的梅毒检查和治疗：在妊娠初 3 个月及孕期末均应做梅毒血清学检查。如发现感染梅毒，应进行正规治疗，以减少发生胎传梅毒的机会。

（五）预后

凡确诊为梅毒者，治疗前最好做 RPR 定量试验。两次定量试验滴度变化相差 2 个稀释度以上时，才可判定滴度下降。梅毒患者在经过正规治疗以后，每 3 个月复查一次 RPR，半年后每半年复查一次 RPR，随访 2 ~ 3 年，观察比较当前与前几次的 RPR 滴度变化的情况。在治疗后 3 ~ 6 个月，若滴度下降4 倍以上，说明治疗有效。滴度可持续下降乃至转为阴性。如果连续三次或四次检测的结果都是阴性，则可以认为该患者的梅毒已临床治愈。

（六）预防

首先，应加强健康教育和宣传，避免不安全的性行为；其次，应采取以下预防措施和注意事项：

1. 追踪患者的性伴侣，查找患者所有性接触者，进行预防检查，追踪观察并进行必要的治疗。

2. 对可疑患者均应进行预防检查，做梅毒血清试验，以便早期发现患者并及时治疗。

3. 梅毒患者在未治愈前应禁止性行为，如要发生性行为，则必须使用安全套。

提示：安全性行为，早期规范治疗。

七十七、尖锐湿疣

（一）病因及发病机制

尖锐湿疣是由人乳头瘤病毒（HPV）感染所致的以肛门生殖器部位增生性损害为主要表现的性传播疾病。大多发生于18～50岁的中青年人。经过平均3个月（半个月至8个月）的潜伏期后发病。此病较为常见，主要通过性接触传播。

HPV有不同的亚型。最常引起尖锐湿疣的HPV有6和11型等。HPV在人体温暖潮湿的条件下易生存繁殖，故外生殖器和肛周是最容易发生感染的部位。传播方式有以下几种：

1. 性接触传染为最主要的传播途径　故本病在性关系紊乱的人群中易发生。

2. 间接接触传染　少部分患者可因接触患者使用过的物品被传染而发病，如内衣、内裤、浴巾、澡盆、马桶圈等。

3. 母婴传播　分娩过程中通过产道传播导致婴儿发生喉乳头瘤病等。

（二）临床表现（见彩图77-1～77-5）

潜伏期为1～8个月，平均3个月，主要发生在性活跃的人群中。

1. 典型的尖锐湿疣　生殖器和肛周为好发部位，男性多见于包皮、系带、冠状沟、龟头、尿道口、阴茎体、肛周、直肠内和阴囊，女性多见于大小阴唇、后联合、前庭、阴蒂、宫颈和肛周。偶可见于阴部及肛周以外的部位，如腋窝、脐窝、口腔、乳房和趾间等。女性阴道炎和男性包皮过长是尖锐湿疣发生的促进因素。

损害初起为细小淡红色丘疹，以后逐渐增大、增多，单个或群集分布，湿润柔软，表面凹凸不平，呈乳头样、鸡冠状或菜花样突起。红色或污灰色。根部常有蒂，且易发生糜烂渗液，触之易出血。皮损裂缝间常有脓性分泌物郁积，致有恶臭，且可因搔抓而引起继发感染。本病常无自觉症状，部分患者可出现异物感、痛痒感或性交痛。直肠内尖锐湿疣可发生疼痛、便血、里急后重感。

2. HPV 亚临床感染 指 HPV 感染后在临床上肉眼不能辨认，但以醋酸白试验（用 5% 醋酸溶液涂抹或湿敷后发现局部发白）、组织病理检查或核酸检测技术能够发现 HPV 感染的证据。

3. 与肿瘤的关系 大量流行病学资料表示，HPV 感染（主要是高危型 HPV，如 HPV-16、18 型）与生殖器癌的发生有密切的关系，如宫颈癌、阴茎癌等。

（三）治疗

尖锐湿疣的治疗必须采用综合治疗。

1. 治疗诱因 包皮过长、阴道炎、包皮龟头炎、淋病等。

2. 提高机体免疫力。

3. 化学治疗

（1）0.5% 鬼臼毒素酊（或 0.15% 霜）：适用于治疗直径 ≤10 mm 的生殖器疣，用药的疣体总面积不应超过 10 cm^2，日用药总量不应超过 0.5 ml。

（2）5% 咪喹莫德霜：该疗法的优点为复发率低。

（3）80% ~ 90% 三氯醋酸或二氯醋酸：需由医生实施治疗。

4. 物理治疗

（1）冷冻疗法：利用 -196℃ 低温的液氮，采用压冻法治疗尖锐湿疣，促进疣组织坏死脱落，操作简便、高效，患者易耐受。

（2）激光治疗：通常用 CO_2 激光。

（3）电灼治疗：采用高频电针或电刀切除湿疣。

（4）氨基酮戊酸光动力学疗法（ALA-PDT疗法）：本法可选择性杀伤增生旺盛细胞，不仅对肉眼可见的尖锐湿疣有破坏作用，还可清除亚临床损害和潜伏感染组织。具有治愈率高、复发率低、不良反应少且轻微、患者依从性好等优点。

5. 手术治疗　适用于巨大尖锐湿疣，对疣体整个或分批切除。

6. 免疫疗法　不主张单独使用，可作为辅助治疗及预防复发。可用干扰素肌内、皮下和损害基底部注射，白介素-2皮下或肌内注射，聚肌胞肌内注射等。

（四）预防

1. 坚决杜绝性乱　尖锐湿疣患者中主要是通过性接触感染。家庭中一方染病，就会通过性生活传染给配偶，还通过密切生活接触传给家人。不发生婚外性行为是预防尖锐湿疣发生的重要方面。

2. 防止接触传染、注意个人卫生　不使用别人的内衣、泳装及浴盆；在公共浴池不洗盆浴，提倡淋浴；沐浴后不直接坐在浴池的坐椅上；在公共厕所尽量使用蹲式马桶；上厕所前后用肥皂洗手。

提示：安全性行为，避免乱治。

七十八、生殖器疱疹

（一）病因及发病机制

生殖器疱疹是由单纯疱疹病毒（HSV）引起的性传播疾病，主要是HSV-2型，少数为HSV-1型，是常见的性病之一。生殖器疱疹可反复发作，对患者的健康和心理影响较大；还可通过胎盘及产道感染新生儿，导致新生儿先天性感染。因此该病也是较为严重的公共卫生问题之一，应对其有效的防治引起重视。人是单纯疱疹病毒的惟一自然宿主。发作期、恢复期患者以及无明显症状的感染病毒者为该病的传染源。主要通过病损处的水疱疱液、局部渗出液、病损皮肤黏膜表面等存在的病毒进行传播。该病主要通过性行为传染，通过被污染物品的间接传染较少。此外，患生殖器疱疹的母亲，在分娩过程中，经过产道可将病毒直接传染给新生儿，或在怀孕过程中患病，病毒可通过胎盘传给胎儿。HSV-2是生殖器疱疹的主要病原体（90%），传染后引起初发生殖器疱疹。初发生殖器疱疹消退后，残存的病毒经周围神经沿神经轴转移至骶神经节而长期潜伏下来，当机体抵抗力降低或某些激发因素如发热、受凉、感染、月经、胃肠功能紊乱、创伤等作用下，可使潜伏的病毒激活，病毒下行至皮肤黏膜表面引起病损，导致复发。人类是疱疹病毒的唯一宿主，离开人体则病毒不能生存，紫外线、乙醚及一般消毒剂均可使之灭活。

（二）临床表现（见彩图78-1～78-3）

1. 初发生殖器疱疹 初发生殖器疱疹分为原发性生殖器疱疹和非原发性初发生殖器疱疹。前者为第一次感染 HSV 而出现症状者，其病情相对严重。而部分患者既往有过 HSV-1 感染（主要为口唇或颜面疱疹）又再次感染 HSV-2 而出现生殖器疱疹的初次发作，为非原发的初发生殖器疱疹，其病情相对较轻。

（1）潜伏期3～14天。

（2）外生殖器或肛门周围有群簇或散在的小水疱，2～4天后破溃形成糜烂或溃疡，自觉疼痛。

（3）腹股沟淋巴结常肿大，有压痛。

（4）患者可出现发热、头痛、乏力等全身症状。

（5）病程2～3周。

2. 复发性生殖器疱疹 原发皮损消退后皮疹反复发作，复发性生殖器疱疹较原发性全身症状及皮损轻，病程较短。

（1）起疹前局部有烧灼感，针刺感或感觉异常。

（2）外生殖器或肛门周围群簇小水疱，很快破溃形成糜烂或浅溃疡，自觉症状较轻。

（3）病程 7~10 天。

（三）治疗

主要采用抗病毒治疗。治疗的目的主要是缓解症状，减轻疼痛，缩短病程及防止继发感染等。目前的治疗方法尚不能达到彻底清除病毒、消除复发的效果。

1. 一般疗法

（1）主要是保持局部清洁、干燥。可每天用等渗生理盐水清洗，疼痛者可口服止痛药，给予精神安慰。

（2）并发细菌感染者，可外用抗生素药膏。

（3）局部疼痛明显者，可外用 5% 盐酸利多卡因软膏或口服止痛药。

（4）心理支持，说明疾病的性质、复发的原因和如何治疗及处理，增强与疾病斗争的信心。

2. 抗病毒药治疗　推荐采用的治疗方案包括：①阿昔洛韦，口服，每天 5 次；②伐昔洛韦，口服，每天 2 次；③泛昔洛韦，口服，每天 3 次。如果是初发生殖器疱疹，疗程为 7~10 天；复发性生殖器疱疹疗程为 5 天。频发复发者则需以较低的剂量服用较长时间的疗程。

（四）预防

生殖器疱疹的预防有其自身的特点，要强调咨询和健康教育。

1. 咨询

（1）解释本病的自然病程，强调其复发性和无症状排毒的可能性，无症状期间也可发生 HSV 性传播。

（2）告诉患者本病复发的常见诱因，避免心理紧张、郁抑或焦虑等不良情绪，通过避免复发诱因可减少复发。

（3）告知育龄期患者（包括男患者）有关胎儿和新生儿 HSV 感染的危险性。

（4）告诉初发患者，抗病毒治疗可缩短病程，抗病毒抑制疗法可减少或预防复发。

（5）取得患者对治疗的积极配合，以减少疾病的继续传播。

2. 健康教育

（1）强调患者应将病情告知其性伴侣，取得性伴侣的谅解和合作，避免在复发前驱症状或皮损出现时发生性接触，或更好地采用屏障式避孕措施，以减少 HSV 传染给性伴侣的危险性。

（2）提倡安全套等屏障式避孕措施，安全套可减少生殖器疱疹传播的危险性，但皮损出现时性交，即使使用安全套也可能发生 HSV 性传播。

（3）改变性行为方式，避免非婚性行为，杜绝多性伴，是预防生殖器疱疹的根本措施。

提示：安全性行为，避免复发诱因。

七十九、淋病

（一）病因及发病机制

淋病是淋病奈瑟菌（简称淋球菌）引起的以泌尿生殖系统化脓性感染为主要表现的性传播疾病。其发病率居我国性传播疾病的第二位。淋球菌为革兰氏阴性双球菌，离开人体不易生存，一般消毒剂容易将其杀灭。淋病多发生于性活跃的青年男女。是《中华人民共和国传染病防治法》中规定的需重点防治的乙类传染病。

淋病的病原体即淋病奈瑟菌，革兰氏染色阴性，最适宜在潮湿、温度为 35℃、含 5% 二氧化碳的环境中生长。常存在多形核白细胞内，椭圆或球形，常成双排列，无鞭毛、无荚膜、不形成芽孢，对外界理化条件的抵抗力差，最怕干燥，在干燥环境中 1~2 小时即可死亡。在高温或低温条件下都易致死。对各种化学消毒剂的抵抗力也很弱。

（二）临床表现（见彩图 79-1~79-2）

1. 无并发症的淋病

（1）男性淋病。①男性急性淋病：潜伏期一般为 2~10 天，平均 3~5 天。初始表现为尿道口灼痒、红肿及外翻，排尿时灼痛，伴尿频，尿道口有少量黏液性分泌物。3~4 天后，尿道黏膜上皮发生多数局灶性坏死，产生大量脓性分泌物，排尿时刺痛，龟头及包皮红肿显著。尿道中可见淋丝或血液，晨起时尿道口可结脓痂。伴轻重不等的全身症状。②男性慢性淋病：一般多无明显症状，当机体抵抗力减低，如过度疲劳、饮酒、性交时，即又出现尿道炎症状，但较急性期炎症轻，尿道分泌物少而稀薄，仅于晨间在尿道口有脓痂黏附，即"糊口"现象。可并发前列腺炎、精囊炎，甚至逆行向附睾蔓延，引起附睾炎。

（2）女性淋病。①女性急性淋病：感染后开始症状轻微或无症状，一般经 3~5 天的潜伏期后，相继出现尿道炎、宫颈炎、尿道旁腺炎、前庭大腺炎及直肠炎等，其中以宫颈炎最常见。70% 的女性淋病患者存在尿道感染。淋菌性宫颈炎常见，多与尿道炎同时出现。②女性慢性淋病：急性淋病如未充分治疗可转为慢性。表现为下腹坠胀、腰酸背痛、白带较多等。③妊娠合并淋病：多无临床症状。患淋病的孕妇分娩时，病原体可经过产道而感染胎儿，特别是胎位呈臀先露时尤易被感染，可发生胎膜早破、羊膜腔感染、早产、产后败血症和子宫内膜炎等。④幼女淋菌性外阴阴道炎：外阴、会阴和肛周红肿，阴道脓性分泌物较多，可引起尿痛、局部刺激症状和溃烂。

2. 有并发症的淋病

（1）男性淋病的并发症。①前列腺炎和精囊炎：如精囊受累，精液中可混有血液。并发前列腺炎时，会阴部疼痛，直肠指诊前列腺肿大、疼痛，精囊腺肿大。②附睾炎与尿道球腺炎：附睾疼痛、肿大及触痛。并发尿道球腺炎时，会阴部可触及肿大腺体，患者感不适或钝痛。并发急性附睾炎时，阴囊红肿、疼痛，附睾肿痛，精索增粗。③淋菌性包皮龟头炎：脓性分泌物的刺激可引起龟头和包皮炎症。④腺性尿道炎、潴留囊肿、淋巴管炎、淋巴结炎及包皮腺脓肿：前尿道的隐窝及腺体可受侵犯，称为腺性尿道炎。这些腺体如被堵塞，可形成潴留囊肿，囊肿破裂后可形成尿道周围囊肿。尿道旁腺或尿道周围炎症可向阴茎海绵体扩延，常并发淋巴管炎、单侧或双侧腹股沟淋巴结炎。阴茎系带两侧的包皮腺也可被累及而形成脓肿。

（2）女性淋病的并发症。①淋菌性前庭大腺炎：前庭大腺开口处红肿、向外突出，有明显压痛及脓性分泌物，严重者腺管口被脓性分泌物堵塞而不能排泄，形成前庭大腺脓肿，有明显疼痛，行动时感困难，可伴发热、全身不适等症状。②淋菌性尿道旁腺炎：挤压尿道旁腺处有脓性分泌物从尿道外口流出。③淋菌性肛周炎：阴道分泌物较多时可引流至肛周和会阴引起炎症。④淋菌性盆腔炎性疾病：包括急性输卵管炎、子宫内膜炎、继发性输卵管卵巢脓肿、盆腔腹膜炎和盆腔脓肿等。少数淋菌性子宫内膜炎可上行感染，发生淋菌性盆腔炎、输卵管炎、卵巢炎、附件炎及宫体炎。可引起输卵管阻塞、积水及不孕。如与卵巢粘连，可导致输卵管卵巢脓肿，一旦脓肿破裂可引起化脓性腹膜炎。多数盆腔炎发生于月经后，主要见于年轻育龄妇女。典型症状为双侧下腹剧痛，一侧较重，发热、全身不适，发热前可有寒战，常伴食欲缺乏、恶心和呕吐。患者多有月经延长或不规则阴道出血，脓性白带增多等。

（3）泌尿生殖器外的淋病。①淋菌性结膜炎：此病少见。可发生于新生儿和成人，结膜充血、水肿，有脓性分泌物，严重者可致角膜溃疡和失明。新生儿在分娩通过产道时引起淋病性结膜炎，在出生后 1～14 天发生，表现为双眼睑明显红肿，有脓性分泌物溢出，如未及时治疗，可累及角膜，形成角膜溃疡和角膜白斑，导致失明。②淋菌性咽炎：多无症状，有症状者可表现为咽喉部红肿、脓性分泌物。③淋菌性直肠炎：多为肛门瘙痒和烧灼感，排便疼痛，排出黏液和脓性分泌物，直肠充血、水肿、脓性分泌物、糜烂、小溃疡及裂隙。④播散性淋病：即播散性淋球菌感染，罕见。出现低中度发热，体温多在39℃以下，可伴乏力、食欲下降等其他症状。可出现心血管、神经系统受累的表现。

淋病的主要症状有尿频尿急、尿痛、尿道口流脓或宫颈口阴道口有脓性分泌物等，或有淋菌性结膜炎、直肠炎、咽炎等表现；或有播散性淋病症状。实验室检查：男性急性淋菌性尿道炎涂片检查有诊断意义，但对于女性应进行淋球菌培养。有条件的医院可采用基因诊断（聚合酶链反应）方法确诊。

（三）治疗

1. 治疗原则

（1）首先，患病后应尽早确立诊断，在确诊前不应随意治疗。其次，确诊后应立即治疗。

（2）明确临床分型对正确地指导治疗极其重要。

（3）明确是否耐青霉素、耐四环素等，有助于正确地指导治疗。

（4）若合并衣原体或支原体感染时，应拟订联合药物治疗方案。

（5）应选择对淋球菌最敏感的药物进行治疗。药量要充足，疗程要正规，用药方法要正确。

（6）应当严格掌握治愈标准，坚持疗效考核。只有达到治愈标准后，才能判断为痊愈，以防复发。治愈者应坚持定期复查。

（7）患者夫妻或性伴侣双方应同时接受检查和治疗。

2. 一般注意事项　未治愈前禁止性行为。注意休息，有并发症者须维持水、电解质、碳水化合物的平衡。注意阴部局部卫生。

3. 全身疗法　对于无并发症淋病，如淋菌性尿道炎、宫颈炎、直肠炎，给予头孢曲松，肌内注射，单次给药；或大观霉素，肌内注射，单次给药；或头孢噻肟，肌内注射，单次给药。次选方案为其他第三代头孢菌素类，若已证明其疗效较好，亦可选作替代药物。如果不能排除沙眼衣原体感染，则加上抗沙眼衣原体感染药物。

（四）预防

1. 进行健康教育，避免非婚性行为。

2. 提倡安全性行为，推广使用安全套。

3. 注意隔离消毒，防止交叉感染。

4. 认真做好患者性伴侣的随访工作，及时进行检查和治疗。

5. 执行对孕妇的性病检查和新生儿预防性滴眼制度，防止新生儿患淋菌性眼炎。

6. 对高危人群定期检查，以发现感染者和患者，消除隐匿的传染源。

7. 要求其性伴侣进行检查和治疗。

提示：安全性行为，规范治疗。

彩　图

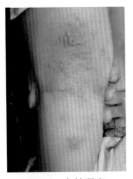

图1-1　急性湿疹

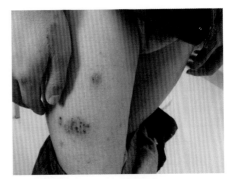

图1-2　亚急性湿疹

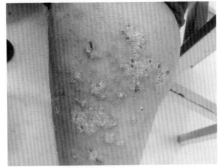

图1-3　慢性湿疹

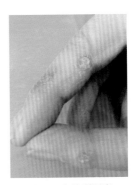

图1-4　角化型湿疹

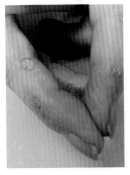

图1-5　手指湿疹

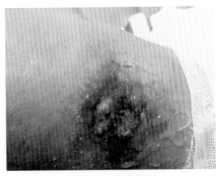

图1-6　湿疹伴感染

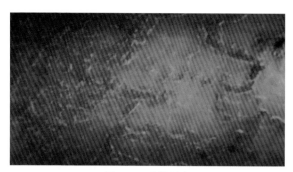

图1-7　乏脂性湿疹

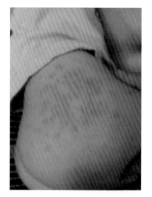

图1-8　急性湿疹

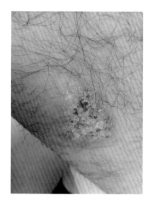

图1-9　慢性湿疹

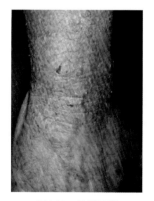

图1-10　慢性湿疹

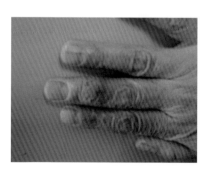

图1-11　慢性湿疹

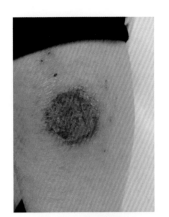

图1-12 钱币样湿疹

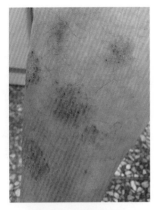

图1-13 钱币样湿疹

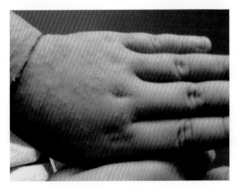

图1-14 沙土皮炎

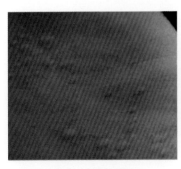

图2-1 急性荨麻疹

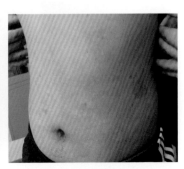

图2-2 感染性荨麻疹

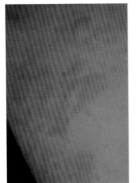

图2-3 荨麻疹 风团

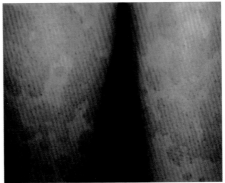

图2-4 慢性荨麻疹

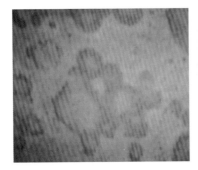

图2-5 荨麻疹

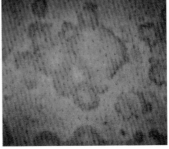

图2-6 荨麻疹

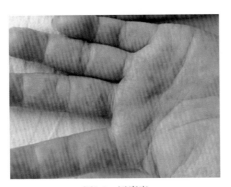

图3-1 汗疱疹

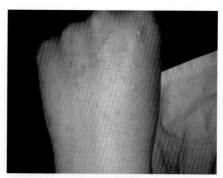

图3-2　汗疱疹

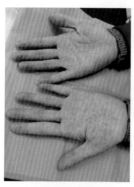

图3-3　汗疱疹

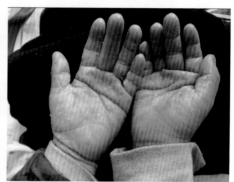

图3-4　汗疱疹

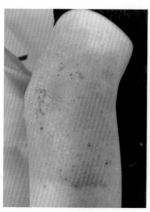

图4-1　接触性皮炎

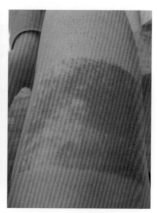

图4-2　接触性皮炎

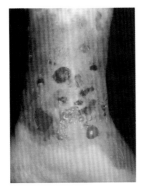

图4-3　接触性皮炎

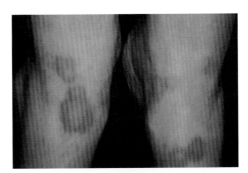

图4-4　接触性皮炎

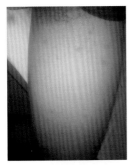

图5-1　丘疹性荨麻疹

图5-2　丘疹性荨麻疹

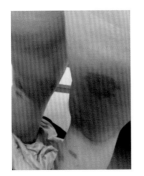

图5-3　虫咬皮炎

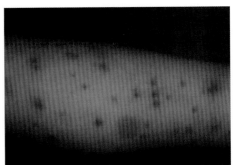

图5-4　丘疹性荨麻疹

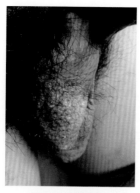

图6-1 阴囊湿疹

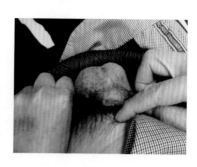

图6-2 阴囊湿疹

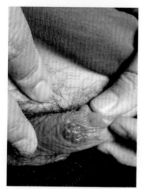

图7-1 固定性药疹

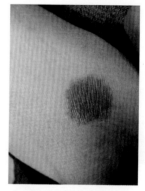

图7-2 固定性药疹

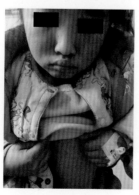

图7-3 药物性皮炎

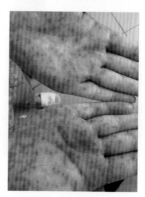

图7-4 药物性皮炎

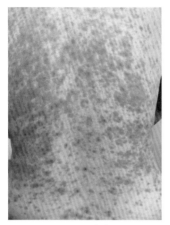

图7-5 药疹

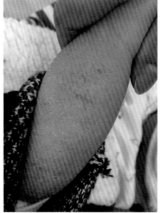

图8-1 特应性皮炎

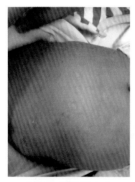

图8-2 特应性皮炎

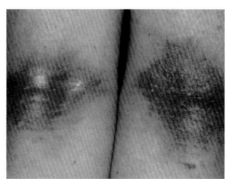

图8-3 特应性皮炎

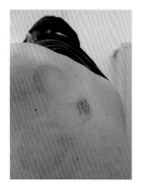

图9-1 单纯疱疹

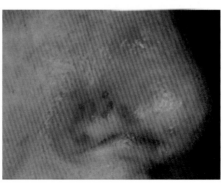

图9-2 单纯疱疹

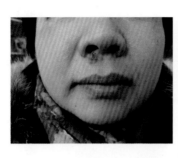

图9-3　单纯疱疹

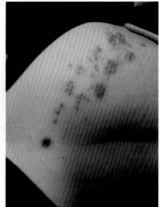

图10-1　带状疱疹

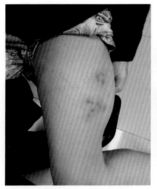

图10-2　带状疱疹

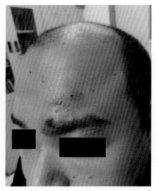

图10-3　带状疱疹

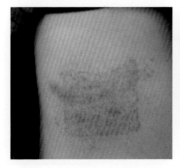

图10-4　带状疱疹+接触性皮炎

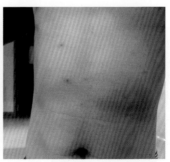

图11-1　水痘

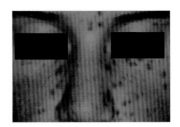

图11-2　水痘

图11-3　水痘

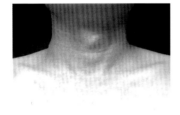

图12-1　风疹

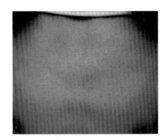

图12-2　风疹

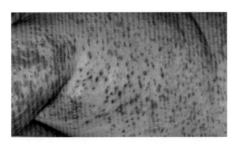

图13-1　麻疹皮疹

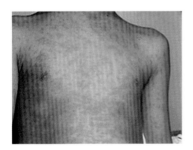

图13-2　麻疹

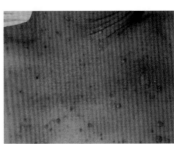

图14-1　传染性软疣

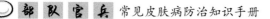
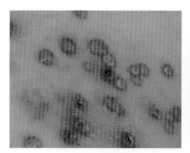

图14-2 传染性软疣

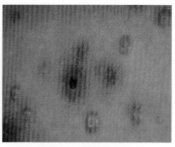

图14-3 传染性软疣

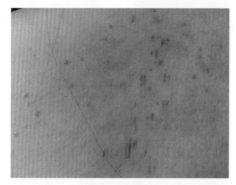

图15-1 扁平疣

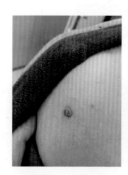

图15-2 寻常疣

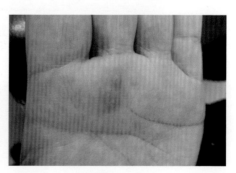

图15-3 手掌疣

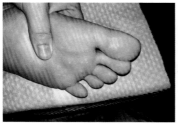

图15-4　足底跖疣

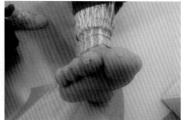

图15-5　跖疣

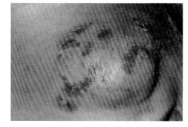

图16-1　脓疱疮

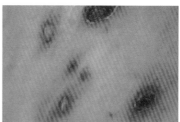

图16-2　脓疱疮

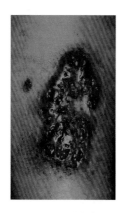

图16-3　脓皮病

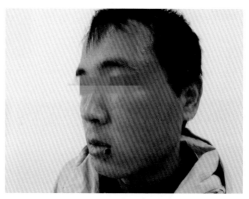

图17-1　面部丹毒

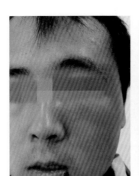

图17-2　面部丹毒

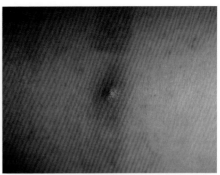

图18-1　毛囊炎

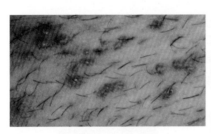

图18-2　多发性毛囊炎

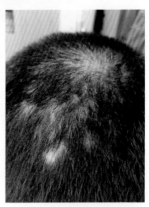

图18-3　多发性毛囊炎

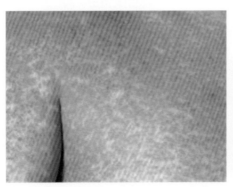

图19-1　猩红热

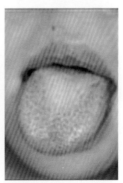

图19-2　猩红热 草莓舌

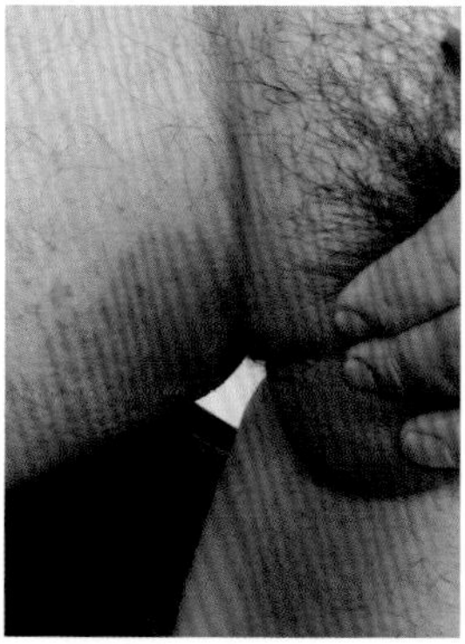

图20-1 股癣

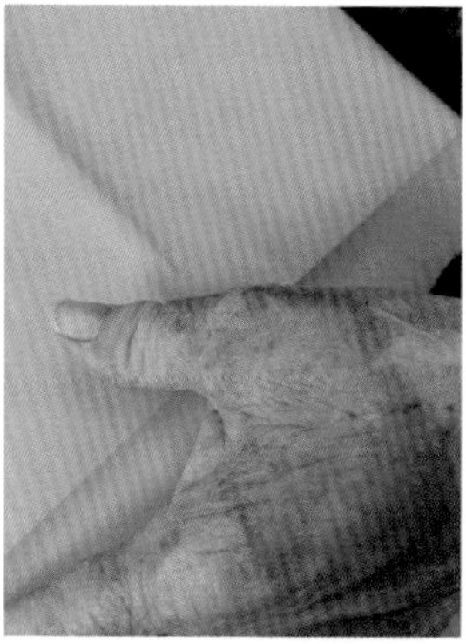

图20-2 手癣

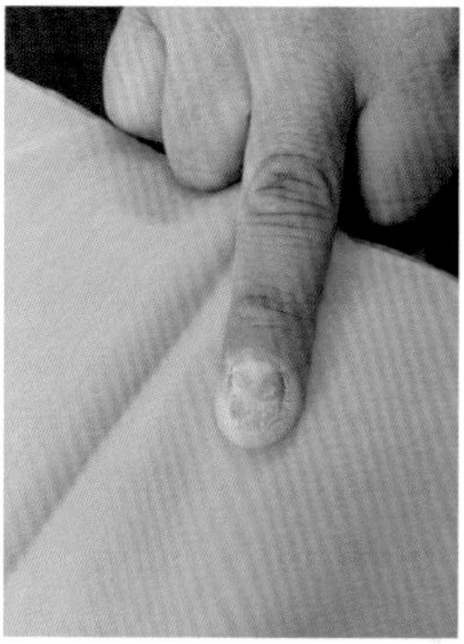

图20-3 甲癣

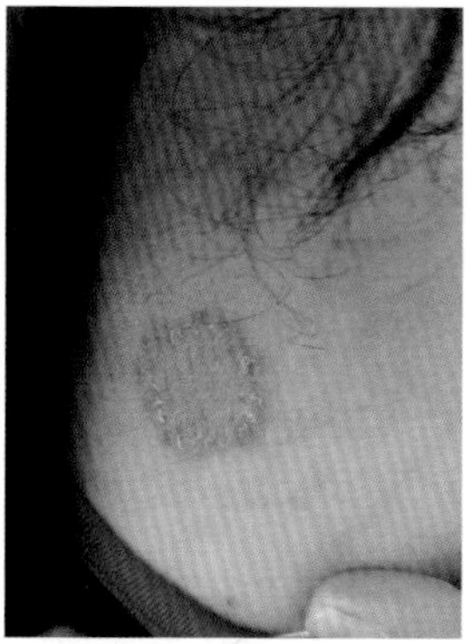

图20-4 猫癣

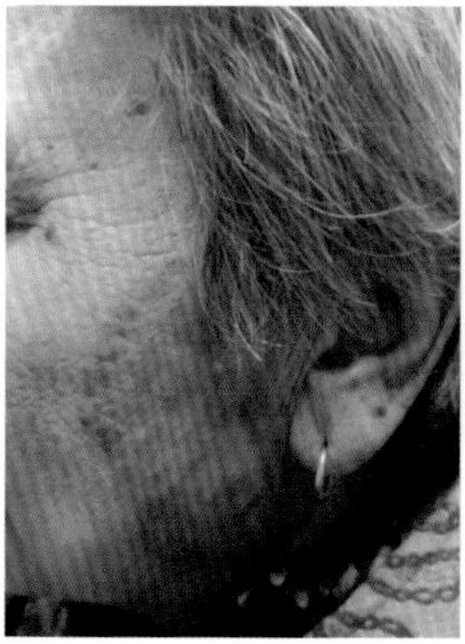

169

图20-5 面癣

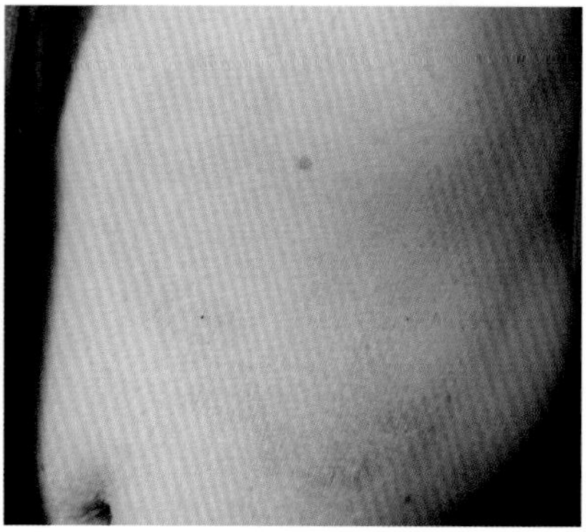

图20-6 体癣

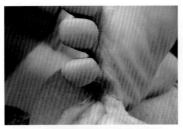

图20-7　足癣

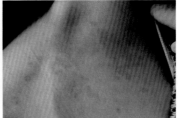

图21-1　花斑糠疹

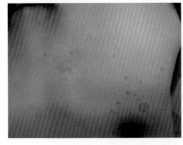

图21-2　花斑糠疹

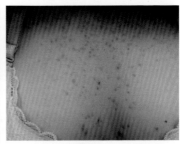

图22-1　糠秕孢子菌性毛囊炎

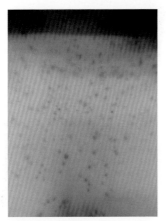

图22-2　糠秕孢子菌性毛囊炎

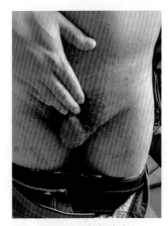

图23-2　疥疮-皮疹

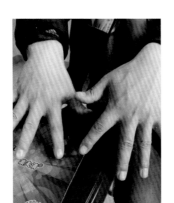

图23-3 疥疮-指间皮疹

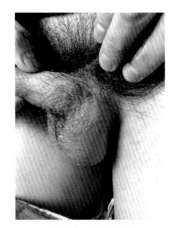

图23-4 疥疮结节

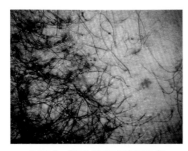

图24-2 阴虱-附着皮肤及咬痕

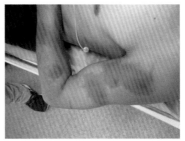

图25-1 蜂蜇伤

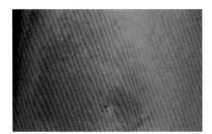

图25-2 蜂蜇伤

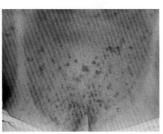

图26-1 日光性皮炎

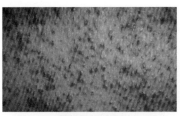

图27-1 痱子

图28-1 冻疮

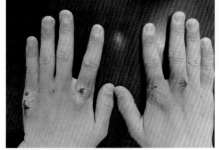

图28-2 冻疮

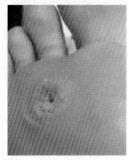

图29-1 鸡眼

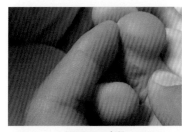

图29-2 鸡眼

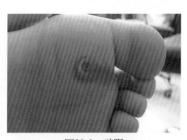

图29-3 鸡眼

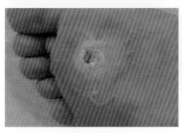

图29-4 鸡眼

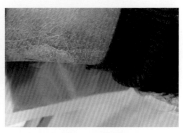

图30-1 皲裂

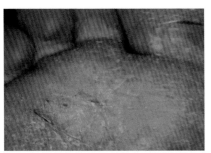

图30-2 皲裂

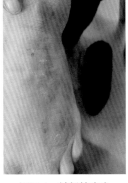

图31-1 神经性皮炎

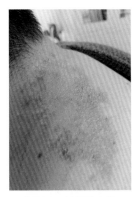

图31-2 神经性皮炎

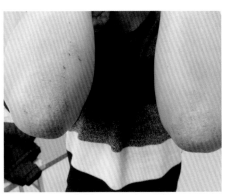

图31-3 神经性皮炎

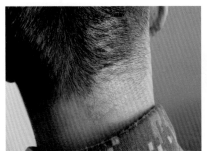

图31-4 神经性皮炎

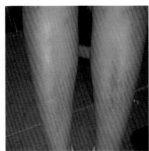

图32-1 瘙痒症

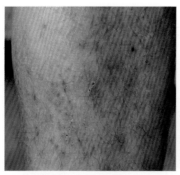

图32-2 瘙痒症

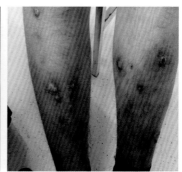

图33-1 结节性痒疹

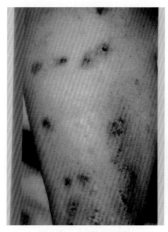

图33-2 结节性痒疹

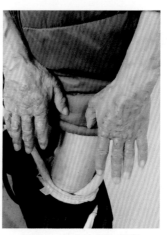

图33-3 结节性痒疹+湿疹

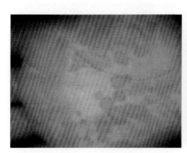

图34-1 多形红斑

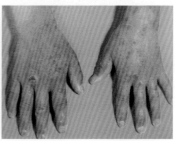

图34-2 多形红斑

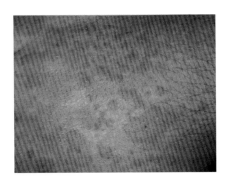

图34-3　多形红斑

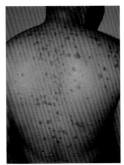

图35-1　点滴型银屑病

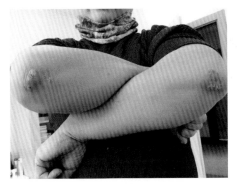

图35-2　寻常型银屑病

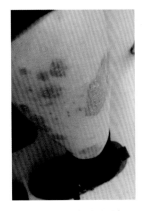

图35-3　斑块型银屑病

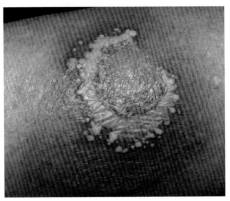

图35-4　脓疱型银屑病

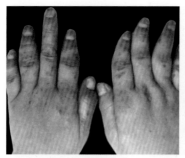

图35-5 关节病型银屑病

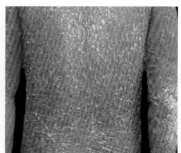

图35-6 红皮病型银屑病

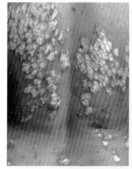

图35-7 银屑病

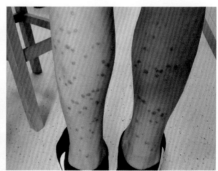

图35-8 银屑病

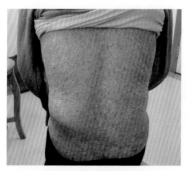

图35-9 银屑病

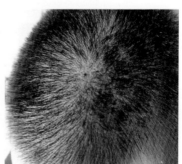

图35-10 头部银屑病-束状发

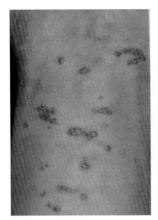

图36-1　扁平苔藓

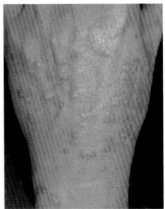

图36-2　扁平苔藓

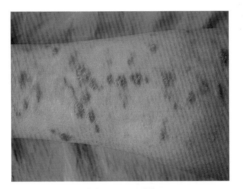

图36-3　扁平苔藓

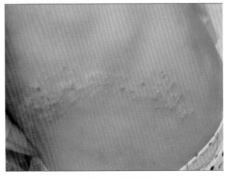

图37-1　线样苔癣

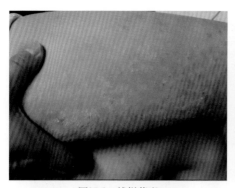

图37-2 线样苔癣   图37-3 线样苔癣

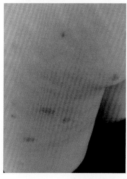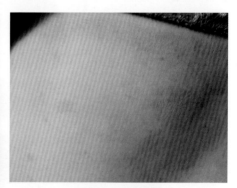

图38-1 玫瑰糠疹   图38-2 玫瑰糠疹

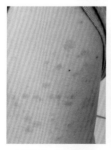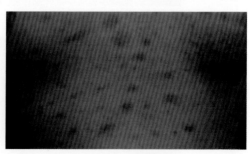

图38-3 玫瑰糠疹   图38-4 玫瑰糠疹

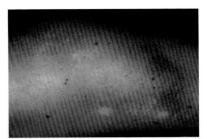

图39-1 白色糠疹

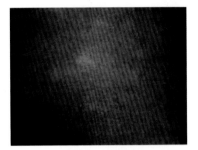

图39-2 白色糠疹

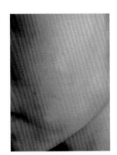

图39-3 白色糠疹

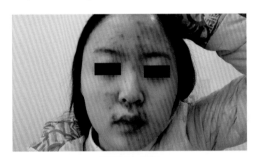

图40-1 痤疮

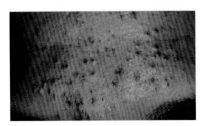

图40-2 痤疮粉刺

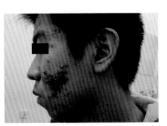

图40-3 囊肿型痤疮

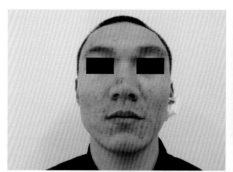

图40-4　囊肿型痤疮

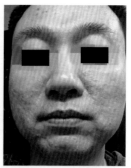

图41-1　脂溢性皮炎

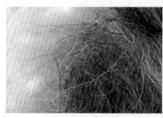

图41-2　脂溢性皮炎

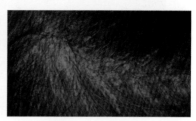

图41-3　脂溢性皮炎

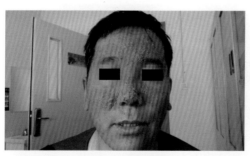

图42-1　玫瑰痤疮

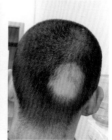

图45-1　斑秃

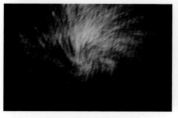

图46-1　雄激素源性脱发

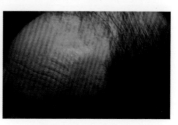

图46-2　雄激素源性脱发

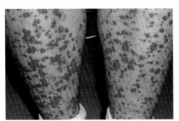

图47-1　过敏性紫癜　　　　　　　图47-2　过敏性紫癜

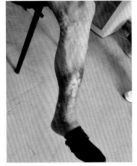
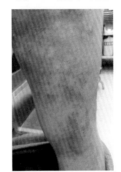

图48-1　血管炎　　　　　　　　　图48-2　血管炎

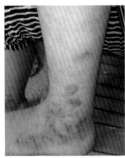
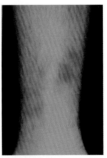

图48-3　血管炎　　　　　　　　　图48-4　结节性红斑

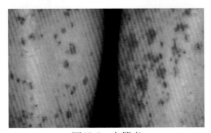

图48-5　血管炎

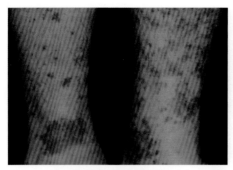

图48-6 紫癜样皮炎

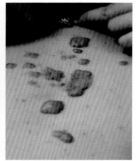

图49-1 瘢痕疙瘩

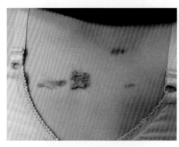

图49-2 瘢痕疙瘩

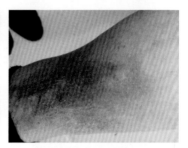

图50-1 脂膜炎

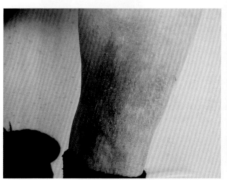

图50-2 脂膜炎

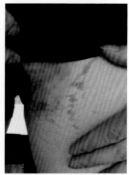

图51-1 萎缩纹

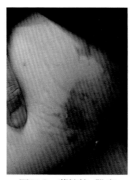

图51-2　萎缩纹+股癣

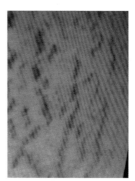

图51-3　萎缩纹

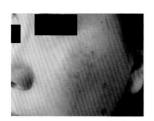

图52-1　黄褐斑

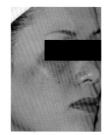

图52-2　黄褐斑

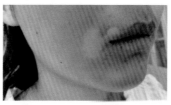

图53-1　白癜风

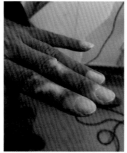

图53-2　白癜风

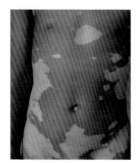

图53-3　白癜风

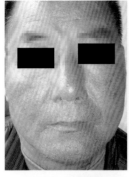

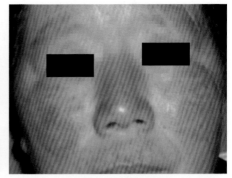

图54-1　红斑狼疮　　　　　　　　图54-2　红斑狼疮

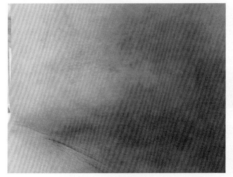

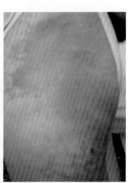

图55-1　限局性硬皮病　　　　　　图55-2　限局性硬皮病

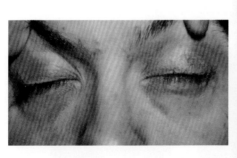

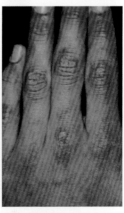

图56-1　皮肌炎　　　　　　　　　图56-2　皮肌炎

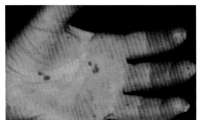

图56-3 皮肌炎

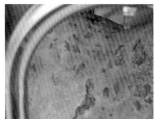

图57-1 天疱疮

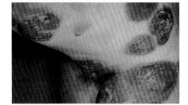

图57-2 天疱疮

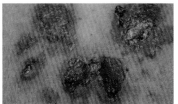

图57-3 落叶型天疱疮

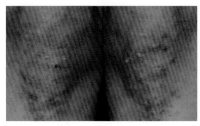

图58-1 疱疹性皮炎

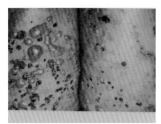

图59-1 类天疱疮

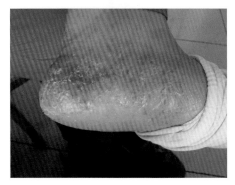

图60-1 掌跖脓疱病

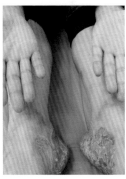

图60-2 掌跖脓疱病

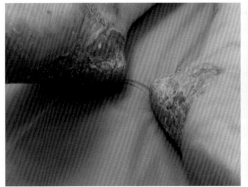

图60-3　掌跖脓疱病

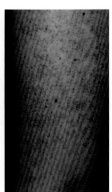

图61-1　毛周角化症

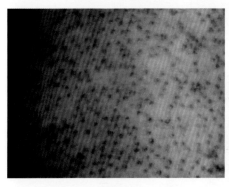

图61-2　毛周角化症（放大）

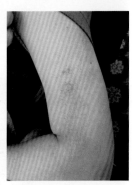

图61-3　毛周角化症

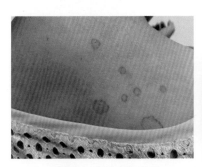

图62-1　汗孔角化症

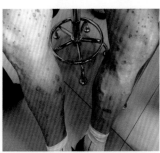

图62-2　汗孔角化症

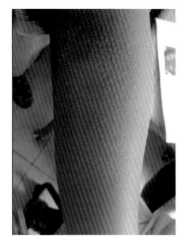

图63-1　光泽苔藓

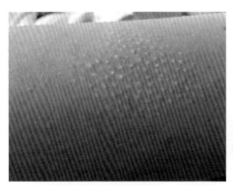

图63-2　光泽苔藓

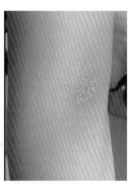

图63-3　光泽苔藓

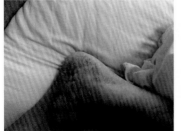

图64-1　掌跖角皮症

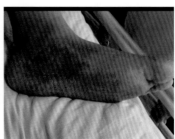

图64-2　掌跖角皮症

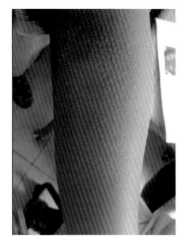

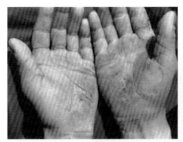

图64-3 掌跖角皮病

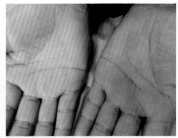

图64-4 掌跖角皮症

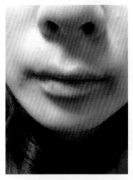

图65-1 唇炎

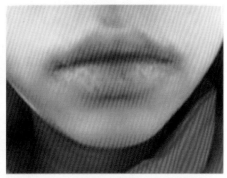

图65-2 唇炎

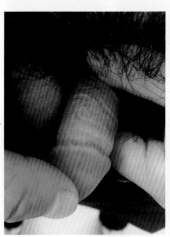

图66-1 龟头包皮炎

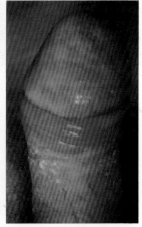

图66-2 包皮龟头炎

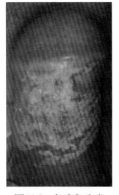

图66-3　包皮龟头炎

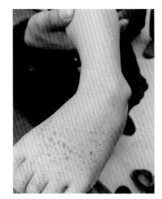

图67-1　鱼鳞病

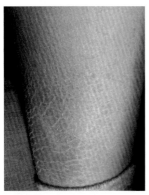

图67-2　鱼鳞病

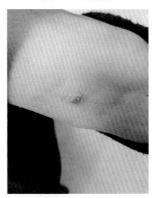

图68-1　脂溢性角化症

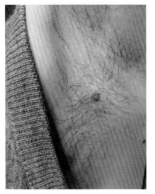

图68-2　脂溢性角化症

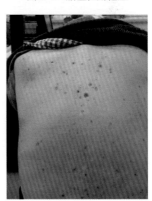

图68-3　脂溢性角化症

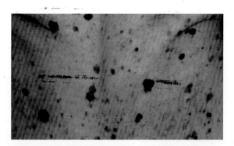

图68-4　脂溢性角化症

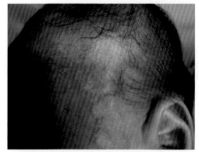

图69-1　皮脂腺痣

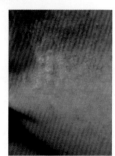

图70-1　耳后汗管瘤

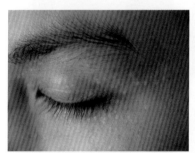

图70-2　汗管瘤

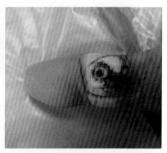

图71-1　血管瘤-化脓性肉芽肿

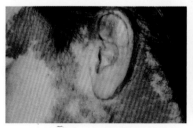

图71-2　血管瘤

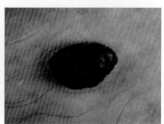

图71-3　血管瘤

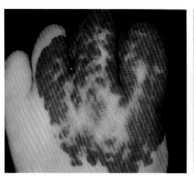

图71-4　血管瘤

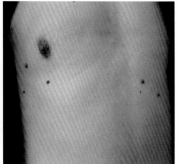

图71-5　血管瘤

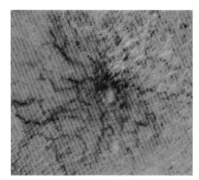

图71-6　蜘蛛痣

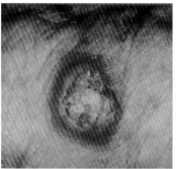

图72-1　鳞癌

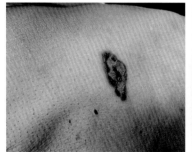
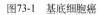

图73-1　基底细胞癌

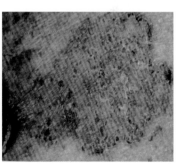

图73-2　基底细胞癌

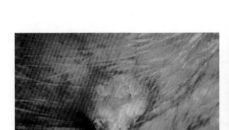

图73-3 基底细胞癌　　　　图73-4 基底细胞癌

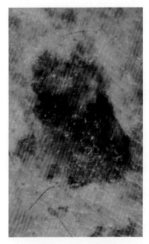

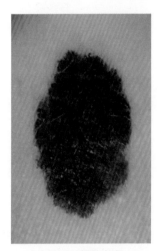

图74-1 黑色素瘤　　　　图74-2 黑色素瘤

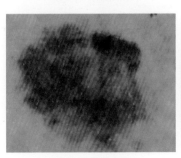

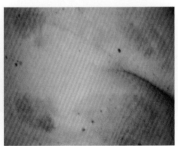

图74-3 黑色素瘤　　　　图75-1 皮肤淋巴瘤

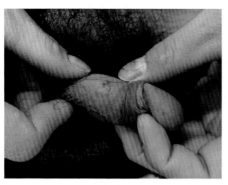

图76-2　梅毒-硬下疳

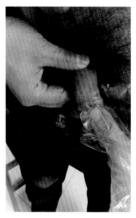

图76-3　梅毒-硬下疳

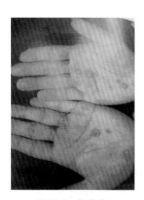

图76-4　梅毒疹

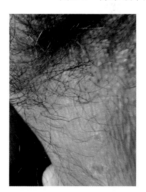

图76-5　梅毒-二期梅毒疹（会阴部）

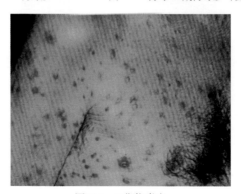

图76-6　二期梅毒疹

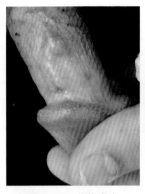

图76-7　二期梅毒疹

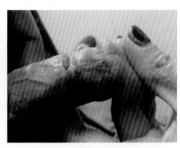

图77-1　尖锐湿疣

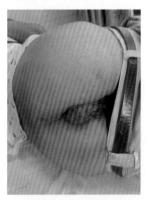

图77-2　尖锐湿疣

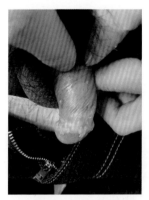

图77-3　尖锐湿疣

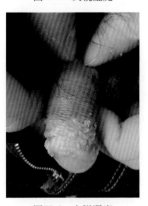

图77-4　尖锐湿疣

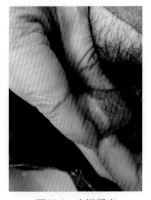

图77-5　尖锐湿疣

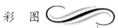

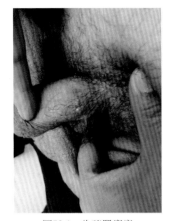

图78-1　生殖器疱疹

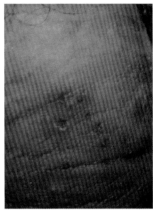

图78-2　生殖器复发性疱疹

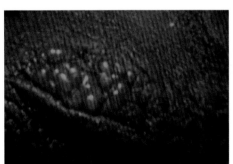

图78-3　生殖器疱疹

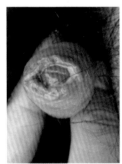

图79-1　淋病

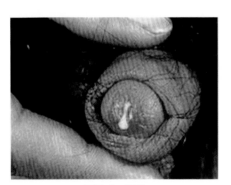

图79-2　淋病